上海科普图书创作出版专项资助

本书还获以下项目资助：
上海市消化内镜诊疗技术工程研究中心（11DZ2280400）；
国家自然科学基金项目（81101566）；
上海市科委重大课题（11411950500）；
上海市卫生局人才基金（XYQ2011017）；
上海市科委启明星计划（12QA1400600）。

U0257810

大肠癌
早诊早治

主　编	姚礼庆　钟芸诗　胡健卫	
主　审	吴肇汉　秦新裕	

参编人员（按姓氏笔画排序）

马丽黎	王　萍	任　重	朱博群	刘铁梅
刘靖正	李　剑	李全林	时　强	何国杰
何梦江	张　震	张轶群	陈世耀	陈巍峰
范惠珍	周平红	练晶晶	秦文政	徐美东
高卫东	崔　钊	蔡明琰	蔡贤黎	

复旦大学出版社

图书在版编目（CIP）数据

大肠癌早诊早治/姚礼庆，钟芸诗，胡健卫主编.—上海：复旦大学出版社，
2013.3（2019.3 重印）
ISBN 978-7-309-09361-2

Ⅰ.大…　Ⅱ.①姚…②钟…③胡…　Ⅲ.大肠肿瘤-诊疗　Ⅳ.R735.3

中国版本图书馆 CIP 数据核字（2012）第 276165 号

大肠癌早诊早治
姚礼庆　钟芸诗　胡健卫　主编
责任编辑/贺　琦

复旦大学出版社有限公司出版发行
上海市国权路 579 号　邮编：200433
网址：fupnet@ fudanpress. com　http：//www. fudanpress. com
门市零售：86-21-65642857　团体订购：86-21-65118853
外埠邮购：86-21-65109143　出版部电话：86-21-65642845
常熟市华顺印刷有限公司

开本 890×1240　1/32　印张 5.75　字数 104 千
2019 年 3 月第 1 版第 3 次印刷

ISBN 978-7-309-09361-2/R・1289
定价：55.00 元

序1

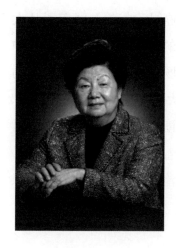

　　近年来，我国大肠癌发病率逐年上升，已经位列恶性肿瘤中的第5位，去年位于上海市恶性肿瘤的第2位。我国大约每5分钟就有1人死于大肠癌，且患者的发病年龄比欧美提前约10年。可以毫不夸张地说，大肠癌是目前威胁人类生命的首要疾病之一。

　　纵观我国目前的医疗状况，特别是城镇发达地区，预防和治疗大肠癌并非难事，关键在于提高人们对大肠癌的认识和重视程度。如果广大患者能正确认识大肠癌，加上医生采取合理、系统、规范的治疗手段，治疗效果就可大大提高。因此，我觉得编写一本有关大肠癌的科普书很有必要。

　　复旦大学附属中山医院的大肠癌诊治水平一直处于国内领先地位。中山医院拥有包括手术、放疗、化疗等一系列相关科室组成的多学科治疗团队，其内镜中心在大肠癌的普查、早期发现和早期治疗上发挥了重大作用。该中心依托上海市消化内镜诊疗工程技术研究中心和复旦大学内镜诊疗研究所，组成以主任姚礼庆教授为首、以副主任周平红教授等为骨干的治疗团队，积极开展内镜黏膜下剥离术（ESD）治疗早期大肠癌，已处于国内前沿水平。

由姚礼庆教授等主编的《大肠癌早诊早治》涵盖了从大肠癌早期预防到综合诊治等各方面的内容，深入浅出，其中还着重介绍了读者所关注的早期大肠癌内镜微创治疗方面的内容，为大家了解认识大肠癌、战胜大肠癌提供了宝贵的参考。

我深信本书的出版，必定会让读者们从中受益，加深对大肠癌的认识，远离疾病。并且随着我国对大肠癌诊治水平的不断提高，我国大肠癌的综合防治一定会更加有效，为患者带来更大的福音。

左焕琛

2013 年 3 月

序 2

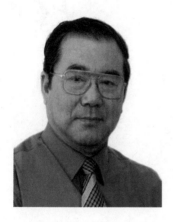

近年来，大肠癌的发病率呈快速上升趋势。众所周知，早期诊断、早期治疗，可以明显提高疗效。如今，电子内镜、放大内镜、染色内镜、窄带成像、内镜超声等新技术的运用，大大提高了消化道癌症的诊断率。过去早期大肠癌和癌前病变，一经诊断只能剖腹行手术切除。随着内镜技术的发展，现在许多早期病变的患者甚至已经不用开刀，而直接经内镜治愈。通过内镜，可以进行各种微创手术治疗，不仅可以切除各种大肠息肉，还可以剥离早期大肠癌，为大肠癌梗阻者放置支架等。这些手术具有创伤小、恢复快、费用低等优点，深受医患欢迎。

复旦大学附属中山医院内镜中心不仅在诊疗规模上在国内首屈一指，在新技术的研究开发上也居国内领先地位。内镜中心主任姚礼庆教授等专家在繁忙的诊疗工作之余，编写了《大肠癌早诊早治》一书。

我看该书文字简练，深入浅出，图文并茂，并引用诸多临床实例，令人信服。对患者可以起到普及大肠癌防治知识的作用，对非本专业的医务工作者甚至亦有参考作用。因此，甚愿在出前缀以短文，推荐给广大读者。

2013年3月

前　言

　　我国大肠癌发病率呈逐年上升趋势，升速约为每年4.2%，远高于2%的国际水平。目前我国的大肠癌发病率已高于美国，排名第5位。上海市的大肠癌已成为当地第2常见的恶性肿瘤。最近35年上海市大肠癌的发病率增长了4倍，平均每天可诊断出16个大肠癌，有8人死于大肠癌，每年新发现大肠癌6 000例，数据显示本市大肠癌发病率与死亡率均高于全国平均水平。而美国大肠癌发病率每年下降3.4%，死亡率每年下降3.0%，下降的主要原因有5%归因于筛查参与率的提升。一个事实是不容忽视的，那就是大肠癌是可以预防的。首先，大多数大肠癌是由前期病变——息肉发展而来的，息肉可以通过结肠镜检查及时发现，然后镜下摘除，从而达到早期治疗和预防大肠癌的目的；其次，大肠癌的发生与饮食生活习惯密切相关，低脂少盐，多吃蔬菜、水果，减少吸烟，控制酒精摄入和肥胖，也可以预防大肠癌。

　　2013年10月将在上海市科委、卫生局和上海市医学会的支持下，由我们牵头举办上海市大肠癌预防周，10余家三级医院参加此次科普宣传，数名大肠癌诊疗专家将做精彩的演讲，活动中设有专家预约会诊，对降低上海市大肠癌发生率和预防，将具有重要的意义。

为此，我们新编《大肠癌早诊早治》一书。本书全面系统介绍了大肠癌的病因、高危因素，并就如何早期预防做了详细的介绍。对大肠癌患者，无论是早期、中期还是晚期，本书也提供了一些主要治疗方法，着重介绍了广大读者关心的早期大肠癌内镜微创治疗方面的内容，促使广大读者进一步认识大肠癌，消除对大肠癌治疗的恐惧心理，养成健康的饮食生活方式，注重早期发现、早期诊断和早期治疗。

虽然我们一直力求实现"精品科普"的编著初衷，但是由于水平有限，难免存在一些错误和疏漏，望广大读者多多指正。

2013年3月

目　录

一、什么是大肠癌

大肠是人体消化系统的重要组成部分，为消化道的下段，成人大肠全长约1.5m，起自回肠，包括盲肠、升结肠、横结肠、降结肠、乙状结肠和直肠6个部分。全程形似门框，围绕在空肠、回肠的周围，可分为5个部分和2个弯曲，即盲升结肠、横结肠、降结肠、乙状结肠和直肠，以及肝曲和脾曲（图1）。

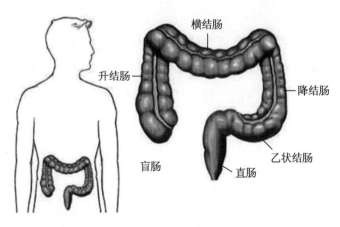

图1　大肠示意图

大肠癌包括结肠癌和直肠癌，是常见的恶性肿瘤之一。

不同地区、不同种族大肠癌的发生率不尽相同（图2）。美国、加拿大等欧美发达国家是大肠癌发病率最高的国家，发病率高达35/10万人~50/10万人，其发病率及病死率在恶性肿瘤中仅次于肺癌而居第2位；东欧等国家和地区发病率为20/10万人~30/10万人。在东方，大肠癌也不少见，我国的有关资料显示，大肠癌发病率逐年上升，占恶性肿瘤发病率的第5位，每年死亡率为5.32/10万人，其中男性患者死亡率为5.77/10万人，女性患者为4.84/10万人。发病年龄多为30~60岁，男性多于女性。经济发达地区的发病率较高，城市较农村高，大城市又比中小城市高。大肠癌作为一种严重危害我国人民健康的常见病，应引起全社会的警惕。一般经根治手术治疗后，Dukes A、Dukes B和Dukes C期的5年生存率分别为80%、65%和30%。

在大肠癌中，以盲升结肠（30%）、乙状结肠（25%）和直肠（20%）的发病率最高（图3），直肠癌和乙状结肠癌多表现为便血和肠梗阻，较易引起人们重视；而盲升结肠癌多以贫血为主要表现，容易延误诊断时间。

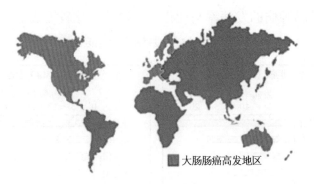

图2　大肠癌高发地区

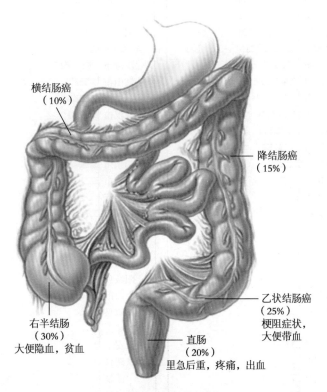

图3　各段大肠癌的发病率

3

结肠肿瘤的发病率与死亡率不同地区比较见表1、表2。

表1　结肠肿瘤的发病率不同地区比较

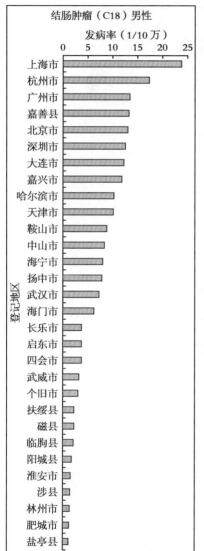

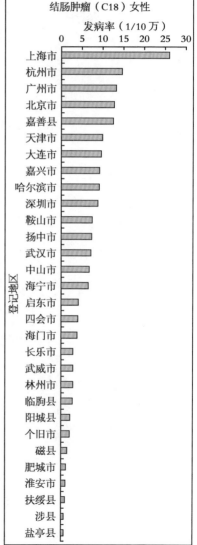

表2 结肠肿瘤的死亡率不同地区比较

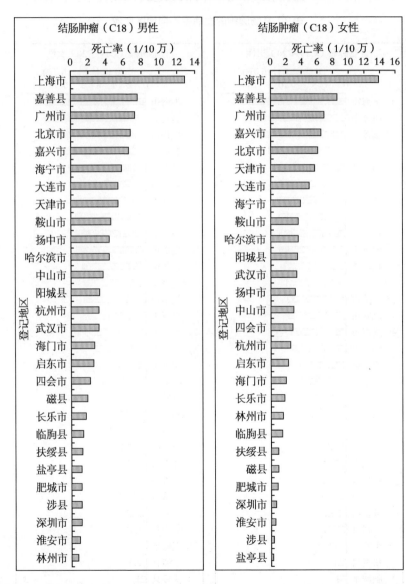

直肠肿瘤的发病率与死亡率不同地区比较见表3、表4。

表3　直肠肿瘤的发病率不同地区比较

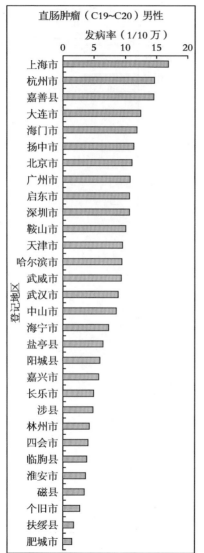

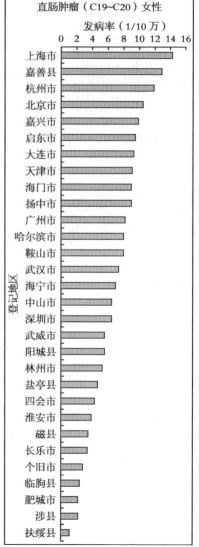

表4　直肠肿瘤的死亡率不同地区比较

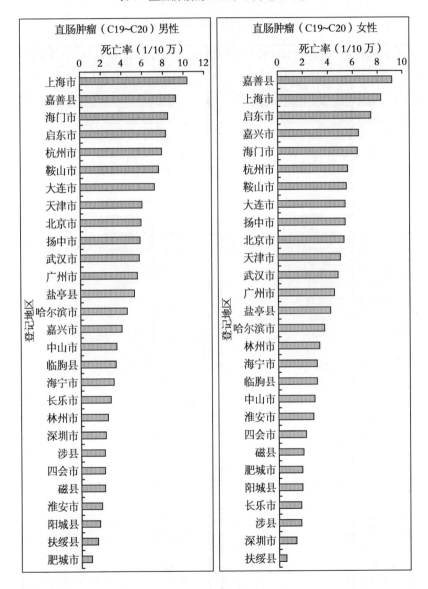

结/直肠、肛门肿瘤的发病率与死亡率不同地区比较见表5、表6。

表5　结/直肠、肛门肿瘤的发病率不同地区比较

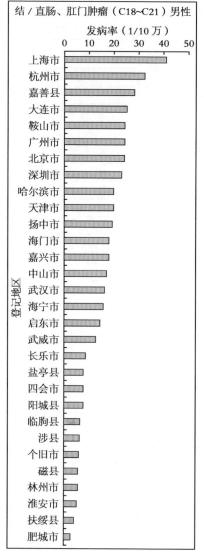

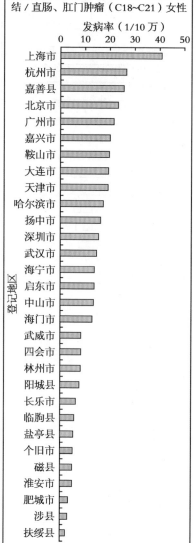

表6　结/直肠、肛门肿瘤的死亡率不同地区比较

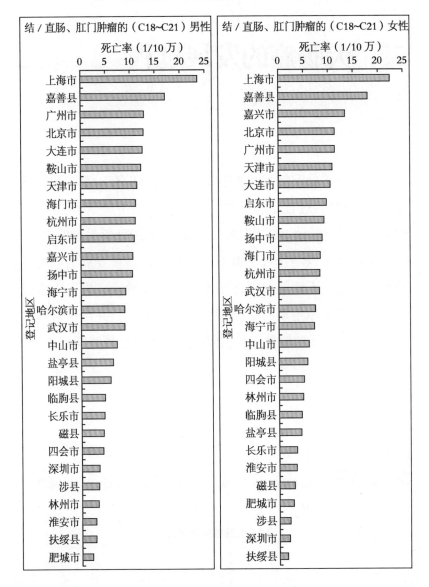

二、大肠癌的发展过程

　　大肠癌不是突然发生的疾病，它的发生有一个"缓慢的过程"。经典的过程是从小息肉→大息肉→不典型增生→癌，整个过程可能持续1~2年时间（图4）。据2011年最新的报道，已发现息肉可以不经过不典型增生阶段而直接发展为癌变的病例。但是，不论是息肉还是不典型增生阶段，患者大多没有症状，需要靠定期的结肠镜检查及时发现，并给予恰当的治疗，一旦发展到便血或肠梗阻症状，大多已属晚期。

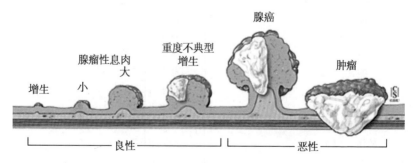

图4　大肠癌的发展过程

三、大肠癌的分期

大肠癌临床可分为4期，I期肿瘤仅限于黏膜表面，没有浸润至黏膜下层；II期位于黏膜下层和肌层，有浸润，但没有突破浆膜层，无转移灶；III期则伴有淋巴结转移；IV期伴有肝、肺、骨等远处转移，均属中晚期肿瘤患者（图5）。

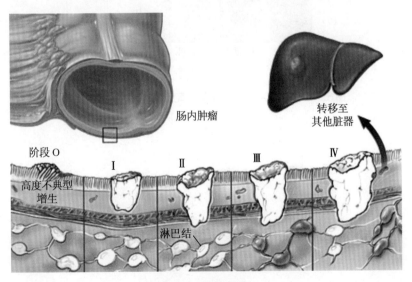

肠内肿瘤

转移至
其他脏器

阶段O

I　　　II　　　III　　　IV

高度不典型
增生

淋巴结

图5　大肠癌分期

不同分期的结直肠癌患者的5年生存率有很大差别，Ⅰ期和Ⅱ期患者的5年生存率分别高达99%和87%，Ⅲ期则为67%，而Ⅳ期患者仅为10%（图6）。可见早期发现、早期治疗结直肠癌可以大大降低死亡率，保护人们的健康。

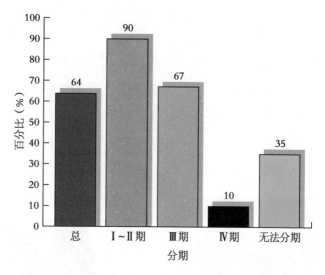

图6　1995~2005年不同分期结直肠癌患者的5年生存率

四、大肠癌发生的相关因素

大肠癌和其他恶性肿瘤一样，病因尚未明确，可能与下列因素有关。

1. 环境因素

研究证明，在各种环境因素中，以饮食因素最重要，大肠癌的发病率与食物中的高脂肪消耗量呈正相关。另外，也可能与微量元素缺乏、生活习惯改变有关。

2. 遗传因素

国内外均有"大肠癌家族性"的报道，大肠癌患者有血缘关系的亲属中死于本病者比一般人群明显增高。有些大肠腺瘤，如多发性家族性腺瘤病，是一种常染色体显性遗传性疾病，家族中患病率可达50%，如不治疗，10岁以后均有患大肠癌的可能。最近有学者对肿瘤抑制基因与大肠癌发生关系进行研究发现，大肠癌的易感性与发病机制均与遗传因素有关。

3. 大肠腺瘤

根据各地的尸检材料研究发现，大肠腺瘤的发病情况与大肠癌颇为一致。据统计，具有1个腺瘤的患者其大肠癌的发生率比无腺瘤者高5倍，多个腺瘤者比单个腺瘤患者高1倍。

4. 慢性大肠炎症

据报道，肠癌流行与血吸虫病的流行区域呈正相关。一般认为，由于血吸虫而导致肠道的炎性改变，其中一部分会发生癌变。肠道的其他慢性炎症也有癌变的可能，如溃疡性结肠炎，有3%~5%的癌变（表7）。

表7　结直肠癌发病的相关因素

结直肠癌发病的相关因素	与普通人相比 患结直肠癌的概率
家族史和既往病史	
Ⅰ级亲属（父母、兄弟、姐妹）有结肠癌或息肉病史	1.8倍
自身有肠癌、溃疡性结肠炎和克罗恩病等	1.5倍
增加结直肠癌发生的因素	
肥胖（体质指数≥30）	1.5~2.0倍
喜食肉类	1.5倍
吸烟	1.5倍
饮酒	1.4倍
减少结直肠癌发生的因素	
体育锻炼	减少发生40%
蔬菜和水果摄入	减少发生30%

注：体质指数 = 体重（kg）/身高（m）^{2}

正常体质指数一般<25，>25为超重，>30为肥胖。例如，身高1.7m的人，如果体重>87kg，就为肥胖。

2005年美国癌症研究会（American Cancer Society）推荐的预防结直肠癌发生建议如下。

（1）摄入健康的饮食，尤其是植物、蔬菜和水果。

1）每天至少摄入5种以上的蔬菜和水果。

2）选择不含糖的纯谷物制品。

3）减少红色肉类的摄入（如猪肉、牛肉、羊肉等），尤其是肥肉。

4）尽量选择有助于控制体重的食物。

（2）坚持每天锻炼身体。

（3）注意控制自身的体重。

（4）减少酒精的摄入。

（5）虽然有研究提示摄入阿司匹林、绝经后摄入雌性激素可减少结直肠癌的发生，但是这类药物本身具有一定的不良反应，需要在专业医生指导下服用，目前尚不作为推荐使用。

五、大肠癌的症状

1. 排便习惯改变

常为最早出现的症状，多表现为排便次数增多、腹泻、里急后重感，或便秘、排便困难，或两者交替出现。这是由于肿瘤对肠道的刺激或堵塞肠腔、浸润肠管所致。

2. 大便性状改变

也常为最早出现的症状，主要表现为便血、黏液便，以及大便形状变细、变扁、有凹槽等。

3. 腹痛

是结肠癌常见症状之一，常为定位不确切的持续性隐痛，或仅为腹部不适或腹胀感。

4. 腹部肿块

多由肿瘤本身引起。当肿瘤侵及肠壁全层后与邻近的脏器或肠腔黏连，也是形成腹部肿块的另一原因。

5. 肠梗阻症状

多表现为慢性低位不完全性肠梗阻。

6. 会阴部疼痛

常为直肠癌的盆腔广泛转移所致。

7. 全身症状

由于慢性失血、肿瘤溃破、感染、毒素吸收等，出现食欲不振、贫血、消瘦、乏力、低热等，其中以贫血最易被忽视。

8. 存在以下相关情况

（1）体格检查时发现肝脏肿块，尤其是多发肝占位，要考虑大肠癌肝转移。

（2）血清癌胚抗原（CEA）升高，正常 CEA<5.0 μg/ml，超过正常值2倍以上，应警惕大肠癌。

（3）女性卵巢肿瘤者，其中8%来自大肠癌转移。凡患有卵巢肿瘤的女性，都应警惕是否由于大肠癌转移引起。

六、大肠癌的早期发现

1. 高危人群（上海市疾病预防控制中心大肠癌专业委员会）

高危人群是指比正常人群更容易患大肠癌的人群。一般高危人群包括：

（1）大肠癌高发区40岁以上有症状的人群。

（2）患过大肠癌手术后的人群。

（3）患过大肠息肉经肠镜下电灼术后的人群。

（4）有大肠癌家族史的直系亲属。

（5）有大肠息肉家族史的直系亲属。

（6）溃疡型结肠炎患者。

（7）有血吸虫性直肠肉芽肿的患者。

（8）胆囊切除术后的人群。

这些人即使无症状也必须定期去医院进行结肠镜检查。我们建议1~2年做1次肠镜检查，有利于发现癌前期病变——大肠腺瘤和早期癌，使患者获得及时治疗。

2. 一般人群（美国癌症研究会，ACS）

（1）年龄：据统计，94%新发结直肠癌病例和91%的结直肠癌病例死亡的年龄>50岁，因此，对于50岁以上的患者，尤其需要引起注意。

（2）性别：据统计，男性患结直肠癌的概率比女性患者高35%，因此，男性患者对于常规的筛检更应引起重视。

（3）筛检要求

1）每年1次粪便隐血试验。

2）每年1次血清CEA检测。

3）每3年1次结肠镜检查。

（4）每年咨询专业医生，这是十分必要的。专业医生可给予仔细的病史采集、专业的指导意见，使你的健康检查更有效。

专家点评：姚礼庆教授教你识别大肠癌

痔疮是常见病，任何年龄的人均可患痔疮，而大肠癌多数发生在中年人，40~60岁的人群是易发人群。如果你属于这个年龄段内，而且还发现大便出血，即便门诊检查发现痔疮，也应警惕同时存在大肠肿瘤的可能。每年均有不少痔疮患者在进行手术后仍有便血，进一步肠镜检查才发现是大肠癌或者大肠息肉。学者把大肠癌比喻成"隐形老虎"，这是因为大肠癌最可怕之处在于早期往往没有任何症状，当患者出现脓血便、不明原因贫血或肠梗阻就诊时，病变大多已进展至中晚期，这只"隐形老虎"便肆意发威，吞噬人们的健康。要学会观察大便及出血颜色，大肠癌和痔疮患者都会出现大便出血的情况，但是便血的颜色是不一样的。痔疮患者便血颜色为鲜血，与粪便不相混合，血液多数随大便排出后滴下。而大肠癌患者便血的颜色较暗，多是混在大便里面。在肠癌的晚期，还会出现排便习惯的改变，如以前的排便习惯是每天一次，现在可能是每天十几次，以及大便伴有黏液，排便时还有下坠的感觉。便血是痔疮的一大重要病症，但一有便血就当痔疮治疗可就大错特错了。同在肛门部位发病，同样有便血症状的直肠癌、直肠息肉极易被误诊为痔疮，所以需要让医生做肛门指检进行确诊。大部分的痔疮与大肠癌都发生在手指可以触摸的部位，肛门指检（简称肛指）是一种有效的检查直肠癌的方法。如果手指触摸到凸起的质软病灶为痔疮；如果触到肠内有菜花状的硬块，或边缘隆起、中央凹陷的溃疡，就要高度怀疑为直肠癌。检查后，指套上沾有血液、脓液便，也是肠癌的特征性表现。当然，肛指最好请经验丰富的肛肠科专科医生进行。肛指是指医生用手指在患者肛门内进行触摸，在肛肠疾病诊治过程中具有十分重要的作用，多种肛门和直肠疾病可依此确诊。

如果你出现以上症状，或者属于需要检查的高危人群，那就请你消除恐惧心理，接受肠镜检查。有些患者因害怕肠镜检查会有痛苦而犹豫不决。事实上现在的肠镜的质量已与最初的情况不可同日而语了。随着材料（更细、更软，操控性更好）和制作技术的进步，以及操作医生技术的熟练，大部分患者接受肠镜检查时都能耐受。一般熟练医生在5~10分钟内即可完成检查（包括拍照、取活检等操作），遇到复杂患者也很少超过20分钟。因此，多数患者是能够承受的。肠镜检查在开始进镜、通过左右两个弯曲时有些轻微的疼痛，通过均匀的深呼吸后可缓解。

对于中老年人经常有腹胀、腹痛、不明原因贫血或右侧扪及肿块，一般考虑盲肠或升结肠肿瘤。结肠癌到了中晚期

20%的患者表现为不明原因的肠梗阻。50岁以上、无手术病史、突发的肠梗阻一般为左半结肠癌。CEA、CA19-9检测明显升高，要警惕大肠癌发生，必须立即做肠镜检查。

七、肠镜检查前肠道准备

结肠镜检查是一种侵入性的检查措施，要求患者的肠道内没有粪便残留，这就需要口服泻药清洁肠道。检查前服用泻药是最常用、最可靠的方法。如未泻而采用清洁灌肠法，即使是高位灌肠3~4次，通常也只能清洁左半结肠。此外，检查前做些饮食上的准备对清洁肠道也有好处。

检查前一天中午进食少渣易消化的半流饮食，不食绿色蔬菜、西红柿、西瓜、火龙果等带渣、带籽的食物和水果。检查前一天晚上只能进食流质饮食（如牛奶、豆浆、羹、汤等），餐后服用清洁肠道泻药，服用清肠剂前后及服药期间可加喝清水，或葡萄糖水，或清汤等透明、无渣液体，禁忌服用咖啡、西瓜汁、橙汁等有渣流质。

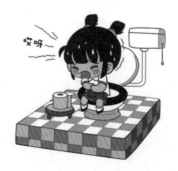

检查当天早晨禁食、禁饮。需服抗高血压等药物者，起床后用少量水送服。

便秘者于检查前进低脂、少渣

半流质、流质饮食1~2天，特别强调术前2天内不得进食蔬菜、水果等。检查当天或前一天根据要求口服清洁肠道药物。如果清肠效果不理想，可立即再饮泻药或重新准备。部分肠道清洁不理想的受检者可选择大肠水疗或清洁灌肠辅助清洁肠道。

检查前服用泻药有以下几种方法。

1. 口服和爽法（复方聚乙二醇电解质散）

和爽是以聚乙二醇4000和硫酸钠为主要成分，并配以氯化钠、氯化钾、碳酸氢钠等物质制成的一种复方散剂，清肠效果好且不会破坏体内水、电解质平衡，也不会令肠内菌群失调。将每包和爽溶解于1 000ml温开水中，一般一次肠道准备需要两包，共计2 000ml，搅拌均匀。分3~4次口服，首次服用以自觉8分饱为度，以后每次间隔时间为15~20分钟，以尽可能快，但不要过饱为度（以免引起呕吐），直至服完。观察排便情况，如药物已服完，但大便仍有残渣，可再服温开水或糖盐水，直至排出无渣水样便时停止喝水。

2. 口服舒泰清法

本产品是聚乙二醇4000与电解质的复方制剂，一份本品（A剂+B剂）溶于125ml水后成等渗溶液，与胃肠道黏膜之间水、电解质的净交换基本为零，因而可以保持排便或冲刷、灌洗肠道前后机体的水、电解质平衡。聚乙二醇4000和水分子结合形成较稳定的氢键，进入肠道后，使肠道内容物的水分不被结肠过分吸收，从而达到润滑肠道、软化粪便、使肠道内容物体积增加、作用于直肠压力感受器而排出粪便，促进结肠恢复正常生理运动的作用。长期规律使用，易于恢复人体正常排便习惯。大剂量服用本品（1 500~3 000ml）时，可以起到清肠的作用，一般表现为排便次数增加，排便可呈水样，属于服药后的正常反应，非病理性腹泻。

肠镜检查前清肠（图7）：术前1天下午5点服用12袋A剂+12袋B剂（1 500ml），手术当天早上5点服用12袋A剂+12袋B剂（1 500ml）。

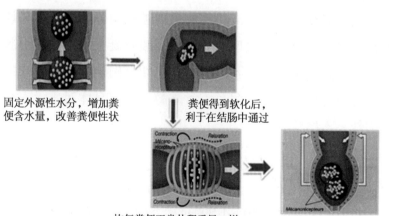

固定外源性水分，增加粪便含水量，改善粪便性状

粪便得到软化后，利于在结肠中通过

恢复粪便正常体积重量，增加肠蠕动，利于粪便向前推进

增加直肠壁压力感受，恢复正常排便反射，促进排便最终完成

图7 肠镜检查前清肠示意图

3. 口服辉灵法（磷酸钠盐溶液）

取辉灵一瓶45ml加入1 000ml温开水中，于检查前晚口服，30分钟内喝完；20分钟后再取一瓶，用法同上。注意观察大便的清洁度，以排出清水样大便为最佳（淡黄色水样便也可）。如药物已服完，但大便仍有残渣，可再服温开水或糖水或糖盐水，直至排出无渣水样便时。辉灵的口感略优于和爽，而且饮水量略少。

4. 口服甘露醇法

于检查前4~6小时一次口服20%甘露醇溶液500ml，同时混合服凉开水或糖盐水1 500~2 000ml，待患者排出清水后即可检查。其缺点是甘露醇可在肠道内被细菌分解，产生易燃气体，当达到可燃浓度时，如进行高频电凝手术，可能引起爆炸，故在肠镜检查中不宜做电灼电切息肉治疗，对诊疗的要求有一定的局限性。另外，甘露醇可引起身体脱水，安全性欠佳。不推荐使用。

5. 口服番泻叶法

将10g番泻叶用500~1 000ml沸水冲泡当茶饮，计2次，于检查前12小时口服1次，并于检查前6小时再服1次。此法可致肠绞痛和肠黏膜充血，清肠效果欠佳，并产生较多泡沫，影响观察。目前已不常用。

另外需要引起注意的，就是口服泻药后应尽量饮水，一方面可以补充大量腹泻造成的体液丧失；另一方面可以增加液体容量，使肠道清洁度增加。但肠镜诊疗前4小时禁止喝水，防止诊疗过程中患者呕吐。

八、学会分辨常见肛肠疾病与大肠癌

痔疮、肛裂、肛瘘、肛乳头肥大、肛周脓肿等

1. 内痔、外痔

（1）蛛丝马迹：痔是直肠下段黏膜下和肛管皮肤下的静脉丛淤血、扩张和屈曲所形成的静脉团，是最常见的肛肠良性疾病（图8）。任何年龄均可发病，但随年龄增长，发病率增高。位于齿状线以上者为内痔；齿状线以下者为外痔。混合痔是内痔、外痔静脉丛相互融合，位于齿状线上下。内痔在临床上分为4度：Ⅰ度只在排便时出血，痔块不突出于肛门外；Ⅱ度排便时痔块突出于肛门外，排便后可自行还纳；Ⅲ度痔块脱出于肛门外需用手还纳；Ⅳ度痔块长期在肛门外，不能还纳或还纳后又立即脱出。

1）便血：无痛性、间隙性便后出血是内痔和混合痔最主

要的症状。血色鲜红，呈滴血、喷射状或便纸上染色，与大便不相混，便后自行停止。

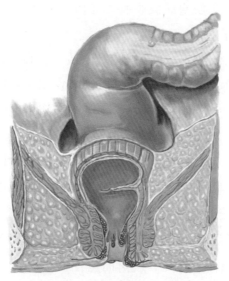

图8　痔疮为图中紫蓝色下垂部分

2）痔块脱出：轻者在排便时脱出，严重者可持续地脱出于肛门外。

3）疼痛与不适：单纯性内痔无疼痛，可有坠胀感，当合并有血栓形成、嵌顿、感染时才感到疼痛。内痔或混合痔脱出嵌顿或血栓性外痔在发病的最初1~3天常为剧痛，坐立不安。

4）瘙痒：痔块脱出时常有黏液流出，刺激肛门周围皮肤导致瘙痒，有时可致湿疹。

（2）你需要做哪些检查：主要靠肛门直肠检查，先视诊，观察脱出的痔块，并记录其大小、数目和部位，最好在蹲位排便后立即观察；然后做直肠指检，目的在于发现直肠内有无其他病变；最后做肛门镜检查，查清内痔的部位、大小和数目，进一步了解直肠黏膜有无充血、水肿、溃疡、肿块等。

（3）治疗主张

1）非手术治疗：①一般治疗。改变不良大便习惯，保持大便通畅，养成定时排便的习惯，多食用富含膳食纤维、无刺激性的食物，保持肛门清洁，热水坐浴可改善局部血液循环减轻疼痛。②注射疗法。即将硬化剂注入痔核内黏膜下的小血管周围，使痔核内血管闭塞、纤维组织增生而硬化萎缩。适于Ⅱ、Ⅲ度出血性内痔的患者，对轻度脱出的痔块也有良好疗效。③胶圈套扎疗法。可用于治疗Ⅱ、Ⅲ度内痔，原理是将特制的胶圈套到内痔的根部，利用胶圈的弹性阻断痔的血运，使痔缺血、坏死、脱落而愈合。

2）手术治疗：只限于保守治疗失败或不适宜保守治疗患者。①痔单纯切除术。主要适用于Ⅱ、Ⅲ、Ⅳ度内痔和较孤立的混合痔的治疗。方法是将外痔部分游离，将内痔部分在基底部钳夹后缝扎，切除缝扎上方的痔核。②痔上黏膜环形切除术（PPH）。适用于Ⅲ~Ⅳ度内痔、环形痔和部分Ⅱ度大出血内痔。方法是环行切除齿状线上2cm以上的直肠黏膜2~3cm。③血栓外痔剥离术。适用于病程较短、疼痛严重的血栓性外痔。方法是在局部麻醉下切开痔表面皮肤，取出血块，创面放置凡士林纱布，以后每天用高锰酸钾溶液坐浴或换药。

（4）特别注意：应保持大便通畅，养成定时大便的习惯，避免饮酒和刺激性食物。

临床上常将直肠癌误诊为痔，主要原因在于仅凭症状和大便化验，未进行直肠指检和直肠镜检查。

2. 肛裂

（1）谁是元凶：肛裂是肛管皮肤层裂伤后形成的缺血性溃疡（图9），大多因长期便秘、大便干结等机械性创伤所造成。

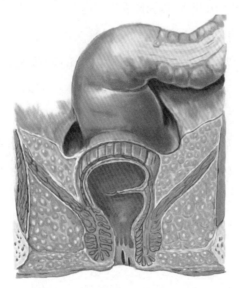

图9 肛裂为图中红色裂伤部分

（2）蛛丝马迹

1）疼痛：剧烈，有典型的周期性，表现为排便时肛门处烧灼样或刀割样疼痛，称为"排便时疼痛"；便后数分钟可缓解，

31

称为"间隙期";随后再次疼痛,可持续半小时以上,称为"括约肌挛缩痛";直至括约肌疲劳、松弛后疼痛缓解。但是,再次排便时又发生疼痛。

2)便秘:肛裂的周期性疼痛使患者不愿意排便,易发生便秘,便秘又使粪便更为干硬,加重肛裂疼痛,形成恶性循环。

3)便血:排便时肛裂处常有少量出血,鲜红色,覆盖于大便表面或粘染便纸,大量出血少见。

（3）你需要做哪些检查

肛门检查,可见典型的肛裂"三联征":肛门皮肤梭形溃疡、肛裂下缘袋装皮垂（前哨痔）、肛乳头肥大。

发现肛裂后不宜做直肠指检或肛门镜检查,以免引起难忍的剧痛。

（4）治疗主张

1)非手术治疗:多吃蔬菜、水果等富含膳食纤维的食物,口服缓泻剂或石蜡油,使大便松软、润滑;排便后用1：5000高锰酸钾温水坐浴,保持局部清洁。

2)手术治疗:经久不愈、保守治疗无效且症状较重的患者可采用手术治疗,包括肛裂切除术、肛管内括约肌切断术。

3. 肛瘘

（1）谁是元凶:肛瘘是指肛管或直肠与肛周皮肤相通的肉芽肿性管道,由内口、瘘管和外口3部分组成（图10）,经久不愈或间歇性反复发作是其特点，是常见的直肠肛管疾病之一。任何年龄均可发病，大多见于青壮年男性，大多数患者有肛管直肠周围脓肿切开引流或自行破溃史。

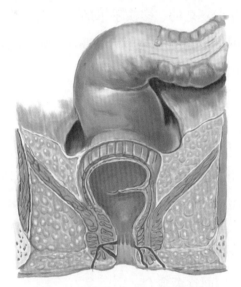

图10　肛瘘为图中暗红色的管道

（2）蛛丝马迹：肛瘘外口经常有少量脓性、血性、黏液性分泌物排出。

瘘管外口若暂时封闭会出现局部红、肿、热、痛等肛管直肠周围脓肿的表现，并可再次溃破流脓。

（3）你需要做哪些检查

1）肛门检查：肛门周围可见单个或多个瘘管外口，从外口至肛管可扪及条索状物，即瘘管，挤压瘘管可见脓性分泌物从外口溢出。

2）肛门镜检查：可见内口、局部充血和水肿。

3）探针检查：先将白纱布放入肛管直肠内，再从外口注射亚甲蓝，探明瘘管走向及内口位置。

对长期存在复杂的、多次手术的、病因不明的肛瘘患者，应做钡灌肠或结肠镜检查，以排除克罗恩病（Crohn病）、溃疡性结肠炎等疾病的存在。

（4）治疗主张：肛瘘不能自愈，必须手术治疗。治疗原则是将瘘管切开，形成敞开的创面，以促进愈合。

1）非手术治疗：适用于急性感染阶段或术前准备，包括1：5 000高锰酸钾温水坐浴、应用抗生素或局部理疗等。

2）手术治疗：包括肛瘘切开术、肛瘘切除术，挂线疗法。复杂肛瘘的手术需分期进行。挂线疗法是利用橡皮筋或有腐蚀作用的药线的机械性压迫作用，使被结扎的瘘管因缺血、坏死而敞开，创面逐渐愈合。

4. 肛乳头肥大

（1）谁是元凶：肛乳头瘤又称肛乳头肥大或乳头状纤维瘤，是一种肛门常见的良性肿瘤。很多学者认为，肛乳头肥大是一种增生性炎症改变的疾病（图11）。长期存在于人体，则有恶变的趋向，临床上随着肛乳头逐渐增大，有时可随排大便脱出肛外，反复脱出，刺激肛管，可使局部分泌物增多，有时还会出现便后带血，排便不净的感觉和肛门瘙痒。

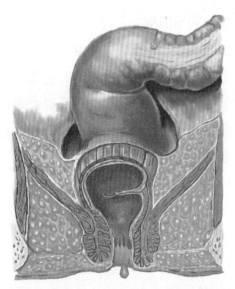

图11　肛乳头肥大为图中肛门口的下垂部分

（2）蛛丝马迹

1）肛门不适：初起，肛门有坠胀的感觉，有时肛门瘙痒不适。如有炎症，不仅坠胀感明显，还可因刺激而频欲排便。

2）肛乳头脱出：肛乳头长到一定程度，大便时能脱出肛外。开始大便后能自行回缩于肛内，逐渐需用手推方能缩回肛内，甚至长期脱出肛外。

3）出血和疼痛：遇干硬大便擦伤肛门，可带血、滴血及疼痛。

4）嵌顿：肥大肛乳头脱出肛门外后，若未及时推回肛内，则会发生嵌顿。嵌顿后，水肿、疼痛均剧烈，行动不便，坐卧不宁，甚至大、小便困难。

5）肛门镜检查可见齿线处充血水肿。

6）肛门瘙痒和易潮湿。

（3）肛乳头肥大与直肠息肉的鉴别：肛管与直肠柱连接的部位，呈三角形乳头状隆起，称为肛乳头。直肠肛管主要生理功能是排便。而直肠息肉泛指直肠黏膜表面向肠腔突出的隆起性病变，以病理上来看，性质不一，有良性肿瘤，有炎症变化。一般认为结直肠癌起自息肉，故息肉作为癌前病变，及早切除能降低癌的发生。

（4）肛乳头肥大与肛裂的鉴别：肛裂日久，反复发作，炎症、分泌物刺激而形成哨兵痔，以及肛乳头肥大。许多人的哨兵痔，呈皮赘，质柔软。而肥大的肛乳头也常为有细长系带的瘤状物，其瘤体常脱出肛门外，且多数为孤立一个，偶有两个肥大的肛乳头同时存在，其色灰白，无触痛，质韧，光滑。

（5）肛窦炎与肛乳头肥大的鉴别

1）肛窦炎：主要表现为肛门内间歇疼痛，急性发炎时肛门内有刺痛、灼热感、下坠感，排便时疼痛加重，常有少量黏液或鲜血排出，便后可引起肛门括约肌痉挛，持续疼痛数小时。慢性缓解期，患者无明显症状，仅在排便后，感到肛门内有短暂的微痛或不适，偶尔有肛门内向会阴、尾骶部放射的疼痛。

2）肛乳头肥大：主要表现为平时感到肛门内有异物感，随着乳头增生肥大，排便时乳头可脱出肛门外。小的乳头便后可自行回到肛门内，大的需用手推回肛门内。如不及时复位，可引起肛门水肿、胀痛。肿大乳头被刺激或破溃后，可使肛腺分泌增加，引起肛门部潮湿发痒。

（6）治疗主张

1）早期治疗：是预防肛肠疾患的关键。肛乳头瘤虽为良性肿瘤，但其发生主要与肛窦炎有着密切的关系，二者互为因果。据统计85%的肛肠疾患，都是由肛窦炎所引起。目前也有人认为直肠、肛管癌的发生，与其慢性炎症刺激有关。所以早期采用积极、有效的治疗，对预防肛肠疾患的发生，有着重要的意义。

2）加强综合治疗：虽然手术治疗对肛乳头瘤是根治性的，但要严格掌握其手术时机。根据其病情不同时期的发展，采用相应的综合治疗方法。对早期的患者，采用一些预防性的治疗；对不能手术的患者，在治疗的同时，配合中药灌肠治疗，以提高疗效。在手术中要注意保护肛管皮肤，尽量减少对肛管皮肤的损伤，避免后遗症的发生。

5. 直肠肛管周围脓肿

（1）蛛丝马迹：直肠肛管周围软组织内或其周围间隙发生急性化脓性感染，并形成脓肿（图12）。男性多见，多数为20~40岁青壮年。

肛周持续搏动性疼痛，常急性发作，疼痛较剧烈，坐下、咳嗽或排便时加重。

出现畏寒、发热、脉速、食欲不振等全身感染症状。

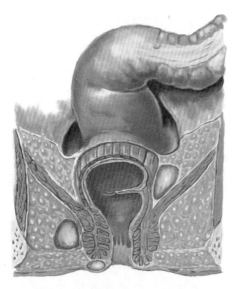

图12　脓肿为图中绿色包裹部分

浅表脓肿以局部红、肿、热、痛为主,而全身感染症状较轻;深部脓肿则全身感染症状重,而局部症状不明显,可有下腹及会阴部坠胀不适、便意不尽及排尿不适感。

(2)你需要做哪些检查

1)肛门检查:浅表脓肿局部可有红、肿、热、压痛,触及硬结,常有波动感,直肠指检在患侧直肠壁有触痛或触及压痛性肿块。深部脓肿波动感不明显。

2)血常规检查:白细胞计数增高,中性粒细胞比例增高。

3)诊断性穿刺:在有波动感或压痛最明显处穿刺可以抽出脓液。直肠黏膜下脓肿应在直肠指检或肛门镜引导下穿刺。

(3)治疗主张:脓肿切开引流是主要治疗方法。

1）手术治疗：一旦诊断明确，须尽早切开引流，但要注意以下几点：①浅表的脓肿可在局部麻醉下以波动感或压痛最明显处为中心，做放射状的切口引流。深部脓肿应穿刺定位，在全身麻醉下切开引流，切口应距离肛缘2~5cm。②切口要足够长，以保证引流通畅。③选用适当的引流物。④直肠黏膜下脓肿可经直肠镜显露脓肿部位，穿刺定位后做纵形切口。⑤脓液应做细菌培养和药物敏感试验。⑥术后用1∶5 000高锰酸钾溶液坐浴每天1~2次，术后5~7天渐撤引流纱条或胶管，直至痊愈。

2）非手术治疗：不能肯定有脓肿时，可应用抗生素、温水坐浴、局部理疗，口服缓泻剂或石蜡油等以减轻排便时疼痛。

6. 炎症性肠病（溃疡性结肠炎和克罗恩病）

溃疡性结肠炎与克罗恩病都属于炎症性肠病（IBD），这两种疾病都是以反复发生的肠道溃疡为特征，患者常表现为腹泻、黏液血便及腹痛，并且症状很相似。有些时候，即使是医生也很难明确作出诊断。两者不同之处在于，克罗恩病可能影响到消化道的各个部分（如食管、胃、小肠、结肠），而溃疡性结肠炎的影响常局限于大肠。

（1）蛛丝马迹：大肠又称为结肠，靠近肛门的部分叫直肠，与其相连的依次为乙状结肠、降结肠、横结肠、盲肠。盲肠通过回盲瓣口与末端回肠（小肠的一部分）相连，该部又统称为回盲部。胃肠道的管壁如同房子的墙壁有几层结构：黏膜层靠近肠腔犹如墙壁的粉刷层，黏膜下层为粉刷层下的缝隙，再其下为固有肌层，是消化道的支撑结构，类似于墙壁的砖块层。

掌握这些结构就容易理解炎症性肠病。如，溃疡性结肠炎是墙壁的粉刷层坏了，由于是黏膜层慢性弥漫性炎症，因此病变肠壁的粉刷层看不到正常的黏膜，多呈连续性的病变，肠壁的固有肌层没有明显受累，因而溃疡一般不深，不会引起穿孔、瘘管或狭窄、梗阻。溃疡性结肠炎犹如墙壁粉刷层的破坏剥离，由于病变越近肛门病变越重，黏膜层的坏死渗出则表现为腹泻、血便或大便中出现像鼻涕样的黏液。克罗恩病则为全肠壁的病变，也就是说整个墙壁都坏了，因此溃疡很深，容易穿透肠壁引起穿孔、瘘管，全肠壁增厚或瘢痕形成容易引起狭窄或梗阻。

克罗恩病（图13）最常见的病变部位在回盲部，呈多发、节段性溃疡；溃疡性结肠炎则主要累及直肠及乙状结肠，呈连续性病变，也可累及整个结肠。根据病变部位的不同而相应命名为：溃疡性直肠炎，只累及直肠；直肠乙状结肠炎，累及直肠和乙状结肠；远端结肠炎，累及左半结肠；全结肠炎，累及整个结肠。

溃疡性结肠炎（图14）是一种慢性疾病。当患者因为黏液血便去医院就诊时被告知得了一种叫"溃疡性结肠炎"的疾病时，很可能他/她从来没有听说过这个名字（事实上，大多数人对这种疾病并不熟悉，或只告知为"慢性结肠炎"，其实很多所谓的慢性结肠炎并不是这种病）。更糟糕的是，有时医生会告诉他/她，这种病会相伴他/她一生。如果患者感觉不能承受，或者觉得害怕，这些都是很自然的反应。接下来，他/她可能会有一大堆的问题，想知道自己怎么得的这种疾病，当然，最关心的是它会如何影响他/她现在和将来的生活。

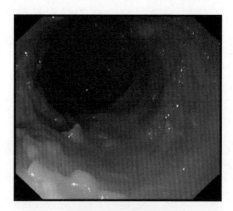

图13　克罗恩病

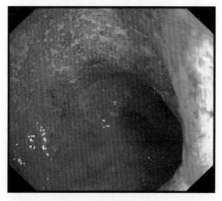

图14　溃疡性结肠炎

没有人确切地知道是什么原因引起溃疡性结肠炎或克罗恩病。同样也没有人能够预言，一旦诊断为这种疾病后，它会给人带来怎样的影响。有些人可能好几年都平安无事，而有些人病情却经常复发。但是有一点是明确的：溃疡性结肠炎与克罗恩病一样，都是一种慢性疾病。

慢性病是一种持续发展的状态。它们可以通过治疗而被控制，但是却不能被治愈。这意味着这种疾病是长期的，但不意味着它是致命的。这一点很重要！大多数溃疡性结肠炎患者同样过着充实而又丰富多彩的生活。

（2）症状和体征：主要症状和体征有腹泻、血便、腹痛及肠外表现。

当肠壁内层炎症反应越来越严重，并形成溃疡时，它就失去了从食物残渣吸收水分的功能。相应地，就会导致粪便越来越松散。换句话说，就是腹泻。受损的肠黏膜也可导致黏液便。同时，黏膜层的溃疡也可引起出血，因此产生血便。事实上，持续的失血会导致贫血。

大多数的溃疡性结肠炎患者可能会有排便紧迫感和腹部绞痛，而这种疼痛可能以左边为主，因为结肠下段位于左边。

腹泻和腹痛可能导致食欲欠佳和体重下降，这些症状还可引起疲乏，这同样也是贫血的不良反应之一。溃疡性结肠炎的儿童患者可能会影响其生长发育。

除了胃肠道的症状，有些患者会有机体其他部位的症状，以下是肠外的一些症状与体征：眼睛红、痒、胀，口腔溃疡，关节肿痛，皮肤肿块及其他损伤，骨质疏松，肾结石等。

有溃疡性结肠炎8~10年病史的患者得结肠癌风险较高。他/她应该和他/她的医生多沟通，定期检查以预防癌症的发生并降低风险。

（3）药物治疗：溃疡性结肠炎没有特效方法，但是可通过药物促使结肠病变愈合，也可以缓解腹泻、直肠便血和腹痛等症状。治疗的两个基本的目标就是消除症状和维持无症状的状态。目前最常用的药物分为以下4类。

1）水杨酸类药物：这类药物最便宜的是柳氮磺胺吡啶，口服后需要人体肠内细菌的帮助才能分解为5-氨基水杨酸发挥治疗作用，但是分解的另一种药物成分磺胺吡啶则对肝脏可能会有损害，因此服用该类药物的患者最后不要同时服用抗生素，并每月定期检查肝功能（转氨酶）。为了避免这种不良反应，目前药物公司推出了纯化的5-氨基水杨酸并精心包装使其不被胃酸破坏，只在结肠病变部分释放发挥作用。由于这种制备工艺的提高，药品相应也较贵。这些药物可以口服，也可以塞肛，它们能够改变患者机体的功能，延缓炎症的进程。这类药物对轻到中度的溃疡性结肠炎有效果，同时，也可预防该疾病的再发。

2）糖皮质激素：这类药物主要有口服制剂泼尼松（强的松），重症患者也可短期使用静脉制剂。因为它的不良反应较多，不推荐作为长疗程治疗或维持治疗。在选用该类药物时，医生可能会就其疗效和不良反应与患者详细讨论。

3）免疫调节剂：这类药物包括硫唑嘌呤、6-巯基嘌呤（6-MP）、环孢素。药物通过抑制机体的免疫系统来控制炎症的继续发展。免疫调节剂适用于那些对氨基水杨酸类药物和糖皮质激素使用无效或部分有效的患者，也是目前维持治疗最好的药物之一。它也可用于减轻或消除患者对糖皮质激素的依赖。当患者对其他药物无反应时，它可能对维持疾病的缓解起作用。但该类药物一般服用3个月左右开始起效，部分患者易出现白细胞数降低。

4）生物治疗：这是一类最新的治疗炎症性肠病的药物。相对于其他药物，它是一种疗效较高的一种药物，主要是阻断肠黏膜炎症反应的"开关"。这种药物起效快，能达到黏膜的长期修复，减少复发；可以帮助类固醇撤药，也是缓解期的维持用药。

药物治疗往往是长期的，因此医生在制订治疗方案时常根据患者的个体情况、疾病的分期、是否有并发症、经济状况等选择不同的个体化用药方案。

（4）手术治疗：溃疡性结肠炎病变主要局限于结肠，因此切除整个结肠，该病可完全治愈，这点与克罗恩病不同。但由于手术的并发症较多，在选择手术时无论是患者还是医生都较为慎重。大多数溃疡性结肠炎患者对药物反应良好，不需要手术治疗。尽管如此，25%~33%患者在某些时候可能需要手术治疗。手术主要适用于各种并发症。这些并发症包括溃疡导致的严重出血、肠穿孔、中毒性巨结肠、溃疡癌变等。

中毒性巨结肠由严重的炎症导致,常有明显的腹胀,伴随发热、便秘等症状。如果经内科积极控制炎症、补液等治疗后仍不能很快恢复,应尽快手术以避免肠破裂。

需要手术治疗的患者,一般根据患者的病变范围、年龄、全身健康情况,选择不同的手术。第一种手术是结肠、直肠切除术,这样做虽可根治溃疡性结肠炎,但术后患者必须以回肠造瘘度其余生(腹部上开口,以排出废渣)。另一种手术是只切除结肠,保留直肠,避免回肠造瘘,就是在体内把小肠与肛管括约肌连接起来,这类手术不需要体外回肠造瘘并保留了直肠功能。常见的手术并发症包括手术口感染和反复慢性炎症(18.8%),女性生育能力下降(56%~80%),盆腔败血症(9.5%),排便次数一天5.2次(平均值)。当内科药物治疗无效时,手术治疗可能是一种希望。

(5)饮食注意:患者可能想知道,是否因为自己吃了什么特别的食物而引起或者导致溃疡性结肠炎,答案当然是否定的。尽管如此,一旦他/她得了这疾病,注意他/她的饮食是可以减轻症状,补充丢失的营养物质,促进恢复的。例如,当他/她的疾病处于活动期(如出现反复血便时),说明肠黏膜是破坏的。此时少吃辛辣、高纤维食物,而以清淡的软食为主,少吃多餐有助于肠黏膜愈合,减轻他/她的不适感。

保持适当的营养,这对溃疡性结肠炎的治疗是很重要的。在慢性病中,保持充足的营养是必须的,尤其是这个病。腹痛和发热可引起食欲欠佳和体重下降。腹泻和直肠出血会使机体丢失液体、营养和电解质；而这些物质的平衡对维持人体功能起着重要作用。

这并不是意味着患者必须吃某种食物或者不应该吃哪一类食物。除了乳糖不耐受患者应限制牛奶类摄入，严重腹泻者限制咖啡因摄入外，大多数的医生会建议患者注意营养均衡进而预防营养的不足。健康的饮食必须包括各种各样的食物，如肉类、鱼、家禽类和乳制品（如果耐受）富含蛋白质，面包、谷类、淀粉、水果和蔬菜含有糖类（碳水化合物），黄油和植物油含有脂肪，每天补充多种维生素剂可以帮助填补食物的不足。

（6）疾病护理：对溃疡性结肠炎患者来说，最艰难的时期也许就是刚得知自己患病的时刻。随着时间的推移，这个想法会慢慢改变。同时，患者不要对家人、朋友和同事隐瞒自己的疾病。要与他们讨论他/她的疾病，让他们帮助他/她、支持他/她。

尽量让患者的生活如常，没有理由放弃他/她以前享受、向往的生活。学习处理该病的各种办法和对策，并与别人分享他/她的知识，遵照医嘱吃药（即使是他/她感觉非常好的时候也应如此），保持积极向上的心态等，这些是最基本的，也是最好的处方。

九、无痛内镜，你的理想选择

    正如前面所述，大部分患者害怕肠镜检查是因为检查时的疼痛及不适感。其实人体的胃和大肠黏膜本身没有痛觉神经，胃镜检查让人感到咽喉部难受、不适的原因，主要是吞管子和打气入胃时，诱发恶心呕吐的反射，以及镜管摩擦咽喉而造成的疼痛。结肠镜从肛门口伸进直肠、乙状结肠、降结肠、横结肠、升结肠、盲肠至小肠开口，整个长度大于1m。肠镜要在弯弯曲曲的肠道内前进，常会压迫、牵扯、拉紧肠壁外层，使受检者产生想解便、肠绞痛、腹胀等感觉，尤其是曾接受过腹部或妇产科手术、患有肠黏连的患者，常常会痛得做不下去。为了减轻患者内镜检查和治疗的痛苦，无痛内镜检查应运而生，即在患者无知觉的情况下进行胃镜或肠镜检查和治疗。内镜医生可以相对不考虑操作时间，从容、仔细、彻底完成检查或治疗，减少漏诊、漏治，从根本上解决因患者不能耐受而导致的诊疗操作中断。

    无痛镜检和一般镜检做法有什么不同？有何禁忌？是否所有的患者都可以选择无痛内镜呢？

无痛内镜就是在常规检查前，即患者放置检查体位、口垫后，给予吸氧，由专职麻醉师静脉注射异丙酚（短效镇静剂）30秒后患者即进入睡眠状态，然后开始进镜操作；退镜时即停止给药，操作结束后患者即刻完全清醒，恢复到检查或治疗前的状态；麻醉师在整个操作过程中密切观察患者的呼吸、血压、血氧饱和度及心率状况。在麻醉师或护士的全程监控下，操作医生的检查和一般胃镜、肠镜相同（图15）。

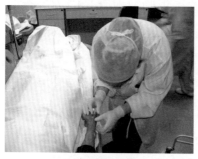
A. 建立静脉通路

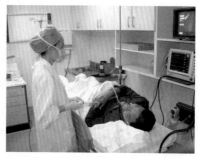
B. 麻醉

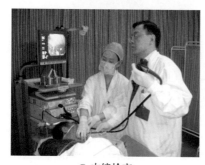
C. 内镜检查

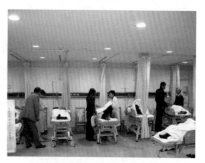
D. 术后苏醒，有专人指导护理

图15　无痛内镜检查全过程

需要指出的是，无痛内镜检查的不良反应有低血压、心动过缓、呼吸抑制、呃逆等，但发生率不到1‰。患者检查结束后，一般5分钟就完全清醒，在家属的陪同下休息10分钟后就可以离开。检查当日禁止从事精细或危险工作，例如开车、高空作业等。

现代人讲究生活品质，无痛内镜的确能够减轻受检者的焦虑和痛苦，所以目前在欧美等发达国家，无痛内镜已成为健康检查、门诊或住院患者的常规做法。患者在无痛苦状态下接受检查或治疗，特别是需要在内镜下进行食管或胃底静脉曲张治疗的患者，做无痛内镜可以避免因为紧张等原因造成呕吐再出血的风险。

复旦大学附属中山医院内镜中心是国际上最大的内镜中心之一，技术力量雄厚，是我国重要的消化内镜临床和科研基地，其总体医疗和科研水平在国内处于领先地位；每年完成胃镜检查40 000余例（无痛胃镜占1/3），肠镜25 000余例（无痛肠镜占4/5），经内镜逆行胰胆管造影（ERCP）检查1 400余例，各类内镜治疗3 000余例，是国内开展无痛内镜检查最早、最多的单位之一。至今为止，已完成无痛内镜诊疗近30万人次。

十、大肠癌的预防

由于大肠癌生长速度缓慢，在其达到产生症状、体征之前要经过相当长的时间，早期病变不易引起注意。因此，早期预防显得格外重要。

（一）一级预防

1. 调整饮食习惯和生活方式

首先要养成良好的饮食习惯，不要偏爱"三高一低"，即高能量、高脂肪（油）、高蛋白（肉类）、低纤维素。少吃烧烤、煎炸及高脂油腻食物；多吃粗粮、蔬菜等含纤维素多的食物。由于高蛋白、高脂肪、缺乏维生素A及低纤维素的饮食习惯和生活方式与结肠癌的发生有重要的关系，因此，在饮食习惯和生活方式方面应该提倡增加高纤维的水果（如香蕉）、绿叶蔬菜（如洋白菜、青菜、土豆、红薯等）、谷类（如玉米）粗制碳水化合物比例，减少脂肪及动物蛋白（如牛肉）及精制碳水化合物的比例，增加大便量和肠道排泄速度。这样，一方面可减少肠内中性胆固醇及胆酸浓度，降低肠内细菌降解的致癌物质或协同致癌物质；另一方面因大便量增加，加快了排泄速度，使上述致癌物质或协同致癌物质与结肠黏膜接触时间缩短，减少结肠癌的发病率。

其次要保持大便通畅，粪便中有许多有害致癌物质，若长期居留，对大肠癌的发生会起到推波助澜的作用。食用新鲜蔬菜及减少亚硝酸胺在体内生成，增加大便量，加速粪便的排泄，在结肠癌的预防上有重要的价值。

总之，结肠癌的确切病因至今不十分明了，但大量的研究证实结肠癌的发生与饮食习惯和生活方式有重要的关系，从而提倡饮食以低脂肪、低蛋白、高纤维素及粗制碳水化合物为主，可以减少、消除大肠癌的致病因素，抑制正常细胞的癌变过程。

2. 预防与治疗肠道疾病

预防肠道疾病，积极治疗癌前疾病，如结肠息肉、结肠腺瘤、克罗恩病、溃疡性结肠炎、便秘、血吸虫病及息肉样溃疡。通过普查与随访，尽早切除腺瘤，治疗结肠炎，可降低大肠癌的发病率、死亡率。对于有家族史者，通过遗传学检查，筛查出高危人群，进行结肠镜检查，是大肠癌预防工作的重要环节。

大肠腺瘤的早期治疗是预防大肠癌发生的重要措施。因此，一旦发生大肠腺瘤应尽早切除。目前，随着内镜治疗技术的发展、不断提高和普及，大部分大肠腺瘤样息肉不需开腹手术，可经内镜完整地摘除，患者痛苦小，并发症少，费用低，可同时对多枚息肉切除，并可收集切除的样本进行病理组织学检查。因为大肠腺瘤的切除术后再发率高达30%，尤其是术后第1年复发的危险性为正常同年龄人群的16倍。因此，主张术后至少在4年内，应每年做一次结肠镜检查；为防止手术切除不完全，首次检查应在术后6个月内进行。据统计，再发与年龄、腺瘤大小、部位似乎无明显关系，若经局部切除的腺瘤已有癌变者，则发生大肠癌的可能性为16%~20%。有学者报道，大肠腺瘤应视为高发人群随诊检查对象。

炎症性肠病包括溃疡性结肠炎和克罗恩病，其病因尚不十分清楚，但可能与免疫因素有密切关系。其主要病变在结肠，以非特异性炎症为特征，伴有增生性息肉形成，病情反复发作，迁延不愈。研究表明，炎症性肠病并发大肠癌的概率明显高于正常人，癌变的发生率约为5%，若病程超过10年，癌变的发生率则高达20%。因此，欧美国家将此病视为癌前状态，故早期治疗炎症性病变及定期复查随访结肠镜是结肠癌预防的重要措施。炎症性肠病早期治疗详见有关章节。

3. 提高自我保护意识

发现大便习惯、次数、性质改变，大便表面附着血液、黏液或脓血，腹部隐痛、便意频繁、进行性贫血、无原因消瘦等蛛丝马迹应及时就诊。

高危人群定期普查，如有大肠癌家族史者、有腺瘤性息肉、长期慢性结肠炎、40岁以上中老年人出现不明原因大便异常者，应及时进行大便隐血及脱落细胞学检查，若为阳性必须做电子结肠镜检查。

4. 运动锻炼，提高抵抗力

寻找适合自己的锻炼方式，增强体质，提高免疫力，自我放松，缓解压力，保持良好的心态。世界卫生组织（WHO）提出了预防大肠癌的健康十六字方针，即"合理膳食、适量运动、戒烟限酒、心理平衡"。

肥胖尤其是腹型肥胖是独立的大肠癌的危险因素，体力活动过少是大肠癌的危险因素。体力活动可以促进结肠蠕动，有利于粪便排出，从而达到预防大肠癌的作用。吸烟与大肠癌的关系还不十分肯定，但吸烟是大肠腺瘤的危险因素已经得到证实。目前研究认为，吸烟是大肠癌基因产生的刺激因素，但需要经过大约40年的时间才能发生作用。酒精的摄入量与大肠癌也有关系，酒精也是大肠腺瘤的危险因素，但具体原因尚不清楚。减少酒精摄入量有利于预防大肠癌。

（二）二级预防

肿瘤的二级预防，即早期发现、早期诊断、早期治疗，以防止或减少肿瘤进一步生长至进展期癌，进而发生淋巴结、肝转移引起的死亡。大肠癌的发生、发展是一个相对漫长的过程，从癌前病变到浸润性癌，需要经过多年的时间，这为普查发现早期病变提供了机会。因此，普查是肿瘤二级预防的重要手段。

（三）三级预防

三级预防即对肿瘤患者积极治疗，以提高患者生活质量，延长生存期。目前，对大肠癌患者采取相应部位的结肠癌根治术（包括肿瘤部位的肠段切除及相应部位的淋巴结清扫）为主，辅以适当的放疗和化疗、中医药治疗、免疫治疗，以提高大肠癌的治疗效果。

十一、内镜治疗微创技术

电切、扩张、支架、止血、胶囊等

正如前面所述，内镜是预防和发现大肠癌的重要工具和手段。随着内镜可视性、可操作性和灵活性越来越完善，新型治疗设备如射频、微波、激光等的应运而生，肠镜不仅是诊断大肠癌的最重要工具，内镜也已经进入了诊断和治疗并举的时代。电子胃肠镜下的介入治疗已成为消化系统疾病主要的治疗手段之一，原来一些需要开腹的手术，现在在电子胃肠镜下就能完成，并具有微创的特点，免去患者开腹之苦，以及疗效好、费用低优点。伴随着新机器的陆续临床使用，新的内镜下治疗技术不断涌现。以下介绍几种常用内镜治疗微创技术。

1. 肠道息肉摘除术

内镜下高频电切除息肉是最理想的一种治疗方法。利用高频电流将息肉组织完整、快速地切除并彻底止血，以获得整个息肉的病理检查结果（见下文"大肠息肉，内镜治疗"）。

2. 消化道狭窄的内镜扩张术

消化道狭窄是指良性和恶性病变或手术后瘢痕所引起的消化道良性和恶性狭窄，常导致完全或不完全消化道梗阻，引起摄食、消化、吸收及排泄功能障碍，营养缺乏，水、电解质紊乱，消瘦，恶液质等。狭窄程度按Stooler分级法。0级：能正常进食；1级：能进软食；2级：能进半流质饮食；3级：能进流质饮食；4级：进流质困难。引起消化道狭窄的原因有很多种，如炎性狭窄、术后吻合口狭窄、肿瘤性狭窄、发育异常、动力性障碍（贲门失迟缓症）及酸碱烧伤等。临床上以上消化道狭窄最为常见，因此常引起吞咽困难的症状，严重者不能进食。近年来虽然开展肠道外营养（TPN）可延长患者生存期，但价格昂贵，所以采用内镜下解除狭窄为好，内镜扩张术是最常用、最简单、最有效的方法之一。该方法是在内镜直视下或借助内镜引进导丝，放置扩张器，达到扩张狭窄以缓解症状的一种治疗手段。以往主要应用于食管，目前已逐步应用于直肠、十二指肠、结肠及胰胆管等，使不少病例避免手术而达到缓解症状的目的。

（1）扩张的治疗原理：①强力伸张狭窄环周的纤维组织，使局部扩大。②引起狭窄部一处或多处的劈裂，使管腔扩大。

③强力扩张，使局部达到相当高的压力，引起肌层的撕裂，缓解肌层痉挛或松弛障碍。扩张后有局部纵形撕裂，病理显示纤维组织增生，肌组织结构紊乱。各种狭窄的扩张原理不完全一致，如食管炎狭窄扩张治疗主要是伸张和断裂纤维组织；而贲门失弛缓症，主要为强力地扩张食管括约肌区，使该区的环肌达到部分撕裂，起到类似的手术作用。

（2）适应证：①各种原因的炎性狭窄；②术后吻合口狭窄；③发育不良，如食管环、食管璞；④异物或结石引起的狭窄；⑤动力性狭窄，如贲门失弛缓症、弥漫性食管狭窄、Oddi 括约肌功能障碍等；⑥晚期肿瘤。

（3）扩张前的准备工作

1）医生对病情的了解：常规做钡餐及内镜检查，了解狭窄部位及性质，必要时病理活检确定病变的良性和恶性，有条件可做食管压力测定，及 24 小时 pH 监测，了解下食管括约肌（LES）的压力及胃酸反流情况，有利于病情的观测。

2）术前患者准备：一般禁食 12 小时，如狭窄上段有大量潴留物时，除延长禁食时间外，必要时插管清洗；如有严重炎症及溃疡，应先用药物治疗。

3）扩张前用药：为减少胃肠蠕动，可用抗胆碱类制剂，如丁溴东莨菪碱 20~40mg，对精神紧张患者可肌注地西泮（安定）10mg。一般不用泼尼松，否则不易发现穿孔部位。

（4）结肠狭窄的扩张技术

气囊扩张术：气囊扩张术（图16）主要用于动力性狭窄。

一种方法与探条扩张法相同。经活检孔插入导丝，保留导丝在胃内退出内镜，将气囊装置的中央孔道套入导丝，透视使气囊部于贲门区域，然后注气，使气囊内压达40kPa，30~60秒后放气，共2~3次，间隔2~3分钟，扩张后再退出内镜及导丝，最后再进镜，观察病变及扩张情况。另一种为气囊能通过活检孔道，在内镜直视下将气囊扩张器插入狭窄腔内，使中线达到狭窄部，内镜下直视打气，使气囊充气，同样达到扩张目的。第3种气囊较简单，中央无孔道，气囊扩张器较粗，无法进入活检孔，因此先在内镜的活检孔内放入活检钳，钳位于扩张器前端，一同进境，在内镜直视下，将气囊通过狭窄口后再充气，其他方法同上，亦能起到扩张作用。多数学者认为内镜直视下气囊扩张治疗上消化道良性狭窄疗效确切，患者易于接受且安全，已列为首选方法。

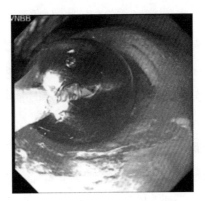

图16 气囊扩张术

3.急性肠梗阻的支架置入术

肠梗阻是自空肠起点至直肠之间任何一段肠管的肠内容物运行受阻。表现为受阻部位以上的肠管扩张、肠内容物积存和蠕动功能紊乱，出现腹痛、腹胀、呕吐、不能排气和排便等症状。急性结直肠梗阻是一种临床常见的急诊，产生梗阻的原因甚多，结肠癌、结肠扭转、结肠憩室炎及结肠外盆腔肿瘤4种病因占结肠梗阻的95%，前两者为完全性结肠梗阻最常见的原因。15%~20%的结直肠癌以急性肠梗阻为首发症状，传统的治疗观念是急诊手术，通常手术方式有3种：近端结肠造瘘术、结肠双腔造瘘术以及肿块一期切除吻合术。无论采取哪种方式，在如此紧急的情况下进行手术，手术风险和并发症的可能性都比较大。最重要的是患者不容易接受造瘘。随着结肠镜技术的发展，内镜下金属支架引流术已成为治疗急性结直肠梗阻的首选方法（图17）。

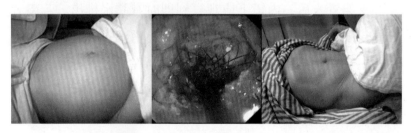

图17　术前腹胀明显的患者经内镜下金属支架引流术后，腹胀明显缓解

在排除消化道穿孔、肠坏死和生命体征不稳无法耐受急诊肠镜检查等情况后,患者均行急诊肠镜检查。在肠镜检查前,生理盐水1 000ml进行低压灌肠2次，以清除远段肠道内的粪便。内镜下观察到狭窄部位后，在X线引导下置入导丝通过狭窄部，造影观察远端消化道的情况和狭窄的长度。造影后应再次置入导丝，导丝的远端应尽可能放置入消化道的远端，以增加支架放置的成功率。若选择非钳道释放支架，留置导丝，以钛夹标记狭窄近端后退出内镜，在X线的指引下置入支架，因为支架完全张开后还有一定的回缩比例（15%~20%），支架两端离狭窄部各应有1~2cm的距离。若选用经钳道释放的支架，则可在内镜和X线的双重观察下放置支架，更有利于定位。无论是钳道内释放还是非钳道内释放，释放过程中需要遵循"边放边拉"的原则，即先满足远端，在X线透视下观察远端已打开后，边释放边往近端拖拉。对近端进行准确定位后再完全释放支架。若放置后发现近端位置不够，可用异物钳在X线透视下向近端牵拉支架。

支架置入后，内镜下应观察到即时有粪水排出。若患者粪便较硬，在支架置入后30分钟内应有首次排气和排便，患者的主观症状有明显改善。支架置入当晚，患者排便次数较多，应注意体液容量的平衡，防止出现急性肾前性肾衰竭；若支架置入当晚患者未排便，且主观症状无改善，应立即手术。因为此类患者大多梗阻时间较长，肠道处于麻痹状态，支架置入后肠道蠕动无法恢复，仍无法解除梗阻。对于梗阻缓解的患者，应综合评价患者对于手术的耐受度和术前分期，制订综合的治疗方案。支架置入7~10天进行根治性手术治疗。

治疗后的疗效如何呢？我们结合专业文献，将其疗效总结如下：

（1）内镜下金属支架置入成功率高，并发症发生率低。根据专业文献的报道，支架置入成功率92%~96.2%，临床有效率88%~92%，穿孔率3.76%~4.5%，支架相关死亡率0.58%~1%。复旦大学附属中山医院的对于难度更高的近端结肠癌急性肠梗阻内镜支架置入治疗方面,成功率100%（81/81），梗阻缓解率96.3%（78/81），3例患者在支架置入后梗阻无法缓解，腹痛加剧，于支架置入当晚或第2天行急诊手术，术中发现因患者术前梗阻时间较长，整个小肠和梗阻近段结肠明显扩张，缺乏蠕动（肠麻痹）。

（2）对于晚期的结直肠癌患者，金属支架治疗具有较好的耐受性。研究显示对于肿瘤无法切除的患者，金属支架治疗症状缓解率90%，再狭窄率10%。再狭窄的原因主要是肿瘤长入、支架移位、粪便堵塞等。另有研究显示，晚期患者支架通畅的中位时间为106天，随访终点支架通畅率90.7%。

（3）金属支架置入后接受手术治疗的患者，可明显缩短住院天数，降低术后并发症的发生率。比较内镜下金属支架引流和开腹手术治疗急性结直肠梗阻的随机对照研究，并进行荟萃分析，共451例患者，其中支架组244例，急诊手术组226例，支架置入成功率88%~100%，支架组围术期死亡率5.7%，低于急诊手术组12.1%。支架组较急诊手术组缩短住院天数约8天，降低并发症发生率55%。与急诊手术相比，金属支架引流后可显著降低造口率，Ⅰ期吻合率是急诊手术的2倍。同时，金属支架引流还可缩短住院天数。

（4）金属支架置入后是否会增加肿瘤的转移？答案是否定的。通过比较发现，急性结直肠梗阻患者接受金属支架引流和急诊手术治疗的中位生存期，分别为107天和119天（$P=0.088$）。另有研究指出，金属支架引流和急诊手术两组的3年术后生存率分别为48%和50%，5年术后生存率分别为40%和44%（$P>0.05$）。大多分析认为，两组5年生存率差异无统计学意义。少数研究认为，金属支架置入的5年生存率低于急诊手术。但两组的肿瘤特征、分化程度上存在一定的差异，而且梗阻本身是结直肠癌预后不良的因素，故其结果存在争议。

（5）支架置入后有无并发症？根据我们的经验和国内外的研究报道，结直肠支架置入术是安全的、无严重的并发症。如上所述，可能出现大便次数的增多，甚至无法控制，那是由于以前积聚在肠腔内的粪质持续排除所致，可以适当服用一些止泻的药物，但一定要注意补充水分。大概2~3周症状好转。支架置入后，要注意进食少渣、柔软的食物，防止不易消化的食物残渣将支架的位置迁移。

总之，由结直肠癌造成的急性结直肠梗阻已不再是肠镜检查的禁忌证，随着内镜技术的发展，急诊肠镜检查和内镜下金属支架引流术已成为首选的方法。只要技术应用合理，其并发症发生率低，安全，疗效肯定。

4.急性肠梗阻的内镜下引流治疗

急性结肠梗阻的治疗原则是引流，过去是手术结肠腹壁造口，但是对患者的影响很大。姚礼庆教授率先在国内开展了急性结肠梗阻肠镜下引流术，避免了患者粪便改道之苦，属国内首创的新技术，至今已治疗百余例患者，疗效确切（图18）。

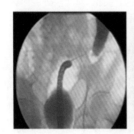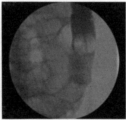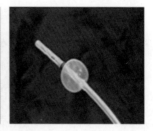

图18　急性结肠梗阻的内镜下引流治疗

5.肠道出血的止血

肠道出血是消化内科的常见急症之一，在电子肠镜的直视下，通过局部直接喷洒止血药、高频电凝止血、黏膜下注射止血药物、微波止血、激光止血、金属钛夹止血等多种方法，可迅速止血，患者没有痛苦，恢复很快。

6. 晚期消化道肿瘤的微波和激光治疗

对年老体弱不能耐受手术或已不能手术的肠癌患者，局部微波烧灼则是一项经济、简便的治疗方法。该方法可以缓解患者的梗阻症状和便血次数，改善患者的生活质量。

7. 胶囊内镜技术

30岁的张小姐2个月来，出现不明原因的拉肚子，有时还伴有腹痛，甚至带有血丝，一天多达10多次。病初张小姐到多家诊所求治，做了CT和结肠镜检查，都没有发现什么，病因不清楚。挂水不少，药吃了不少，也只是感觉乏力减轻了一些，拉肚子情况还是无明显改变。张小姐吃不消，人瘦了下来，而且耽误自己的工作。张小姐是公司的白领丽人、业务骨干，现在病倒了，众人纷纷出谋划策，经过多方打听找到了中山医院姚主任。2天后，张小姐饱着试试看的态度来到姚主任处，姚主任听说病情后，分析认为病根在小肠，需要做个小肠检查。于是，姚主任拿出了一粒"感冒胶囊"让其吃下。众人看着，将信将疑，这个小小的胶囊就能把病根看清？姚主任看到大家的表情，为其解说了一番。张小姐吃下了胶囊，也没有什么不舒服，就回家休息了。第二天，来到医院查看检查结果出来了，张小姐患的是克罗恩病，如果得不到及时有效控制，有可能出现肠梗阻、肠穿孔、肠出血甚至发生癌变。病因查清楚了，姚主任对症下药，张小姐的病情很快得到了控制。后来张小姐复查时，特意表示感谢，说一粒胶囊药丸不知不觉就把病根找到了，太神奇了。

其实隔行如隔山，张小姐有所不知道，为她查明病因的胶囊，叫做胶囊内镜，是个可以口服的摄像机，这可是目前世界内镜领域最先进检查技术。下面就让我们了解一下可以看病的摄像机吧。

世界最先进的检查工具、可吞服的"摄像机"——胶囊内镜（图19）。它的大小相当于一颗花生。患者喝一口水就能将它吞进肚子，然后背上一个接收信号的马甲（图像记录仪）就能开始接受检查（患者可以离去，该干什么就去干什么，只需要第二天把马甲送给医生查看检查结果）。之后它就开始不停地在患者的食管、胃、小肠、大肠里拍摄，它所拍摄的图像传送到这个"特制马甲"。别看它个头小，但内部却装有摄像机发射装置和可持续工作8个小时的电池，1秒拍摄2张照片，能拍出约7万张照片。这些照片经过这个"马甲"就可以显示在医生办公室里的影像工作站上，医生根据它提供的照片分析患者的消化系统病情。在胶囊内镜的帮助下，医生可以检查患者的全小肠，包括十二指肠、空肠、回肠3个部分。虽然吞下一台"摄像机"，但患者不会感到有什么

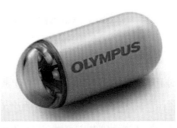

图19　胶囊内镜

不舒服。传统的消化系统疾病检查主要是胃镜和结肠镜，但小肠位于腹部深处，远离口腔和肛门，长3.35~7.85m且折叠盘曲，普通检查手段基本"束手无策"，胃镜、肠镜只能到达消化道内0.8~1m的地方，而几米长的小肠里面就什么也看不到了，一直以来是内镜检查的盲区，此处的疾病只能靠影像学检查确诊，但检查效果不尽如人意。现在胶囊内镜却可以轻松摄取小肠的写实照片，这样就让病灶无处躲藏了（图20）。

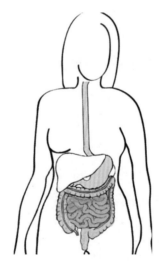

图20　图中绿色部分为小肠，即为胶囊内镜检查部位

　　胶囊内镜检查优点：①方便自如。只需吞服颗胶囊，整个检查过程受检者行动自如，可以离开检查室自由活动看书、行走、吃饭、睡觉，不耽误正常的工作和生活。②安全卫生。胶囊为一次性使用，有效避免了交叉感染。胶囊外壳采用耐

腐蚀医用高分子材料，对人体无毒、无刺激性，能够安全排出外。检查过程无痛、无创、无导线，也无需麻醉。③耐受性好。克服了患者对检查的恐惧心理，尤其适用于年老体弱和病情危重的患者。④扩展视野。全小肠段真彩色图像拍摄，清晰微观、突破了小肠检查的盲区，可作为消化道疾病尤其是小肠疾病诊断的首选方法，提高了消化道疾病检出率。

虽说小小胶囊是高科技产品，有那么多优点，但也是有针对性用途的。目前，胶囊内镜主要用于：不明原因的消化道出血，经上下消化道内镜检查无阳性发现者；其他检查提示小肠影像学异常；各种炎症性肠病，但不含肠梗阻者及肠狭窄者；无法解释的腹痛、腹泻；小肠肿瘤（良性、恶性及类癌等）；不明原因的缺铁性贫血等方面。

现在你对胶囊内镜有所了解了吧，其实你只要记住这句话就可以了啊。当胃镜、结肠镜、CT等发现不了病根的时候，不要忘记提醒医生还要个小小的胶囊呢。

十二、大肠息肉，内镜治疗

近年来随着内镜技术的发展，做结肠镜检查者越来越多，患者经常会听到大肠息肉这一名词，因很多人不理解什么是息肉，就会感到非常的恐慌，认为自己得了癌症，精神上承受了很大的压力。其实只要了解什么是息肉以及如何正确治疗息肉，就不会产生这样的误会了。

大肠息肉是指一类从黏膜表面突出到肠腔内的隆起状病变，多见于直肠和乙状结肠。大肠息肉只是一个统称，其从病理上可分为：①腺瘤性息肉，包括管状、绒毛状及管状绒毛状腺瘤，此种息肉发生癌变的概率最大，尤以绒毛状为著，临床上又称为癌前期病变。大肠息肉的恶变率国内外的报道在10%左右，对年龄较大的成年人更应该提高警惕。②炎性息肉，包括溃疡性结肠炎、克罗恩病、血吸虫病等炎性肠道疾病所致的息肉。③错构瘤性，幼年性息肉及色素沉着息肉综合征（Peutz–Jeghers）。④增生性息肉，又称化生性息肉。后3种息肉统称为非肿瘤性息肉，也可发生癌变。这样的分类方法将大肠息肉的病理性质明确，对于临床治疗更具有指导意义。大肠息肉的发病率各文献报道有所差异，国内报道的大肠息肉以腺瘤性息肉居多，而国外报道的则以增生性息肉更为多见。特别值得一提的是家族性息肉病，这种疾病与遗传因素有关，家族中常会有人有类似的病史，其特点为婴幼儿期无息肉，常开始于青年期，癌变的倾向性很大，几乎可以达到100%，患者的结直肠常布满腺瘤，但极少累及小肠。

结肠镜检查不仅可直视下观察大肠黏膜的微细病变，还可通过组织活检检查确定病变的性质，因此是发现和确诊大肠息肉的最重要手段。由于同一腺瘤中，不同部位的病变程度往往不一，所以钳取活检处病变并不能完全代表全貌。活检处无癌变亦不能肯定腺瘤他处无癌变。因此往往需切除整个肿瘤，经过仔细地切片检查后方能肯定是腺瘤的不典型增生程度还是癌变。目前治疗内镜已取得了较大进展，即使一些较大的息肉亦能在内镜下予以切除，因此给息肉病理活检提供了方便。

大肠息肉的治疗是发现息肉后即行摘除。在内镜技术发展以前，大肠息肉的治疗主要是开腹手术或经肛门切除，因创伤较大给患者带来较大的痛苦。随着结肠镜技术的不断发展，内镜下切除大肠息肉已经成为治疗大肠息肉的金标准（图21）。肿瘤性大肠息肉目前被学者公认为是癌前期病变，内镜检查发现大肠息肉后，无论是否进行电切，都要求患者定期随访。复旦大学附属中山医院内镜中心曾有几例患者发现腺瘤性息肉后，由于患者拒绝摘除，又没有做好随访工作，等到出现便血等症状后再次行肠镜检查，结果腺瘤已演变为进展期癌，最终只能选择手术治疗。为保持肠道无息肉状态，防止大肠癌的发生，必须做到定期随访。在随访中一旦发现息肉即行内镜摘除。

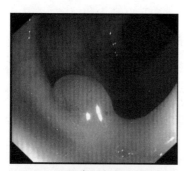

A. 发现息肉

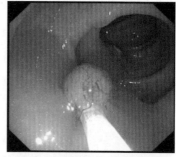

B. 黏膜下注射后圈套

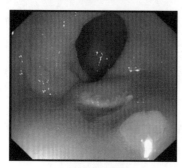

C. 切除后的创面

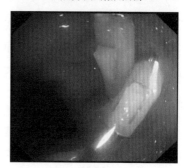

D. 金属夹夹闭

图21　内镜下息肉切除全过程

十三、特殊类型的息肉

1. 幼年性息肉

约90%发生于10岁以下儿童，以男孩为多见，若儿时不发病，也可见于成年人。属炎症性息肉，可以看做是癌前病变。此类息肉外观为圆形或卵圆形，表面光滑。90%生长于距肛门25cm的范围内，直径多数小于1cm，绝大多数有蒂，约25%为多发性，组织学上表现为分化好而大小不规则的腺体，有的形成囊性扩张，中贮黏液，间质增生，并有较多炎性细胞浸润；有的表面有溃疡形成。

幼年性息肉病为常染色体显性遗传性疾病，或伴有先天性心脏病、脑积水等先天性畸形。其息肉分布多发生在大肠，并以胃肠、升结肠远端和直肠远端多见。但小肠和胃也可同时有息肉存在。胃的息肉以胃窦部多见。胃肠道的息肉大小多在1~3cm，并且多有长蒂或短蒂，少数呈宽基底蒂，200~300个不等。息肉的组织学特性属错构瘤。由于息肉蒂内无肌层，故息肉蒂易扭转、缺血、坏死。

2. 增生性息肉

增生性息肉是最常见的一种息肉，又名化生性息肉。多数40岁以后发病，随年龄增长，发病率增高。分布以远侧大肠为多，一般均较小，直径很少超过1cm，其外形为黏膜表面的一个小滴状凸起，表面光滑，基底较宽，多发性亦常见，组织学上此种息肉是由增大而规则的腺体形成，腺体上皮细胞增多造成上皮皱缩呈锯齿形，细胞核排列规则，其大小及染色质含量变化很小，核分裂相少见。其重要特点是肠腺隐窝的中、下段都有成熟的细胞出现，增生性息肉不发生恶变。

3. 淋巴性息肉

淋巴性息肉亦称良性淋巴瘤，多见于20~40岁成人，亦可发生于儿童，男性略多，多发于直肠，尤其是下段直肠，多数为单发，亦可多发，大小不等，直径可自数毫米至2~5cm。表面光滑或分叶状或有表浅溃疡形成。多数无蒂，有蒂时亦短粗。组织学上表现为分化良好的淋巴滤泡组织，局限于黏膜下层内，表面覆盖正常黏膜。可以看到生发中心，往往较为扩大，有核分裂相，但周围淋巴细胞中无核分裂相，增殖的滤泡与周围组织分界清楚。淋巴息肉不发生癌变。

较少见的是良性淋巴性息肉病，表现为数量很多的淋巴性息肉。呈5~6cm的小球形息肉，多发病于儿童。组织学变化与淋巴性息肉同。

4.炎症性息肉

炎症性息肉又名假息肉，是肠黏膜长期慢性炎症引起的息肉样肉芽肿，这种息肉多见于溃疡性结肠炎、慢性血吸虫病、阿米巴痢疾及肠结核等病的病变肠道中。常为多发性，多数较小，直径常在1cm以下，病程较长者，体积可增大。外形多较窄、长、蒂阔而远端不规则。有时呈桥状，两端附着于黏膜，中段游离。组织学表现为纤维性肉芽组织，上皮成分亦可呈间叶样变，目前尚不能肯定。

5.锯齿状腺瘤

锯齿状腺瘤（serratedadenoma, SA）是1990年新命名的一种独立的上皮性肿瘤。它不仅可发生癌变，且组织学发生、形态结构、分子遗传学改变等均与传统腺瘤不同。由于其兼具增生性息肉（hyperplastic polyp, HP）的结构特点及腺瘤的细胞学特征，过去常误诊为增生性息肉或一般腺瘤；又由于其发病率较低，一直难被病理学家真正认识。

为什么会提出"锯齿状息肉"这么一个概念，这要从大肠癌的发生说起，一般来说大肠癌的发生分为两类："由腺瘤变癌"和"一发病就是癌"。最近有证据表明，大肠癌的发生还有第3种途径，即所谓的"锯齿状息肉癌变"过程，锯齿状息肉会由增生性息肉经锯齿状腺瘤途径发展为大肠腺癌。因此需要引起人们的广泛重视。

6. 大肠的侧向发育型肿瘤

大肠侧向发育型肿瘤（LST）的概念由日本学者工藤首先提出，指起源于大肠黏膜的一类扁平隆起型病变（图22）。这类病变极少向肠壁深层垂直侵犯，而主要沿黏膜表面呈侧向浅表扩散，被称为侧向发育型肿瘤。这类病变的形态和发生、发展上有一定的特殊性，不同于一般的腺瘤，因此日本学者将之单独列为一类肿瘤进行研究。

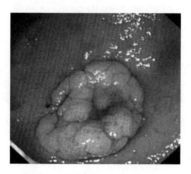

图22　大肠侧向发育型肿瘤

据日本的一些大宗研究报道，LST与大肠癌的关系密切，LST病变合并大肠癌的比例8.4%~52.5%不等。已有动态观察表明，LST可以在3年内发展为进展期大肠癌。

7. 家族性结肠息肉病

家族性结肠息肉病归属于腺瘤性息肉综合征，是一种常染色体显性遗传性疾病（图23），偶见于无家族史者，全结肠与直肠均可有多发性腺瘤，多数腺瘤有蒂，乳头状较少见，息肉数从100左右到数千个不等，自黄豆大小至直径数厘米，常密集排列，有时成串，其组织结构与一般腺瘤无异。本病患者大多数可无症状，最早的症状为腹泻，也可有腹绞痛、贫血、体重减轻和肠梗阻。若不切除病灶，最终都要发展为结肠癌。常在青春期或青年期发病，好发年龄为20~40岁。根据其临床表现、经结肠镜及活组织检查一般可确诊。还应重视家族成员的检测，动员其子女、兄弟姐妹、双亲到医院作系统检查，及早发现无症状的患者。

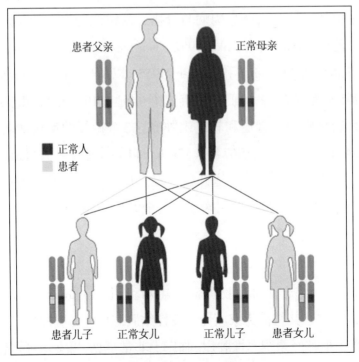

图23 常染色体显性遗传方式

8. Gardner综合征

Gardner综合征（Gardner syndrome）又称遗传性肠息肉综合征，其特征为结肠息肉病合并多发性骨瘤和软组织肿瘤。属常染色体显性遗传，本病结肠息肉属腺瘤性息肉，恶变率很高，男女发病率相似。

1912年Devic和Bussy最早发现了软组织和骨肿瘤与结肠息肉间的关系，但对其遗传背景并不知晓。1951年Gardner详细研究了大肠息肉病伴发颅骨和下颌骨骨瘤及软组织肿瘤的一个家族，认为大肠息肉病与骨瘤、软组织肿瘤有相关遗传性。此后Gardner和Plenk（1952）、Gardner和Richards（1953）、Oldfield（1954）、Weinei和Cooper（1955）以及Danning和lbrahim（1965）等对此综合征又相继进行报道。1958年Smith把具有大肠息肉病、骨瘤和软组织肿瘤这3个特征的疾病命名为Gardner综合征。至1967年，Macdonald等综述文献共报道118例。此后有关本病的报道开始增多。1975年，宇都宫进一步将具备上述三大特征的疾病称为完全型Gardner综合征。

9. Turcot综合征

Turcot综合征又称胶质瘤息肉病综合征（glioma-polyposis syndrome）。其特征为家族性多发性结肠腺瘤（为腺瘤性息肉）伴有中枢神经系统恶性肿瘤。临床上非常罕见，男女均可罹患，发病年龄为2~84岁，平均年龄为17岁，年轻人多见。由于病例少，单发病例的比例大，患者多在婚前死亡。

1959年加拿大外科医生Turcot等首先报道2例近亲结婚第4代的同胞兄妹，均患大肠息肉病和中枢神经系统肿瘤，这2人分别于确诊后3个月及8年死于脑内恶性胶质瘤。据此，他提出了两者在遗传上相关的可能性。1962年遗传学家Mckasick收集了16例，认为本病具有家族性，应命名为Turcot综合征。1969年以后Baughman等多位学者均有报道，至1981年伊藤研究了全世界的报道共30例，认为本病属一种常染色体隐性遗传的独立综合征。此后，多位日本学者有个案报道，但本病在我国尚未见报道。

10. Peutz-Jeghers综合征

Peutz-Jeghers综合征，又称黑斑息肉综合征、色素沉着息肉综合征，是常染色体显性遗传病，约50%患者有明显家族史。主要表现为面部、口唇周围和颊黏膜的色素沉着，以及胃肠道多发息肉，病理上为错构瘤，恶变率低。

本病于1895年首次发现，1921年荷兰学者Peutz报道一个家族三代中有7例多发性肠息肉伴唇颊黏膜及指、趾黑斑。1949年Jeghers进一步对本病作了详细介绍，并确定本病是由基因显性遗传。1954年开始使用"Peutz-Jeghers综合征"这一名称。1995年William首先报道1例此综合征患者的息肉有恶变。黑斑息肉综合征多数因息肉引起的并发症，如肠套叠、肠梗阻、出血等就诊，多数为单发病灶，但日后可能复发。

11. Cronkhite-Canada 综合征

Cronkhite-Canada综合征又称息肉病-色素沉着-秃发-指甲萎缩综合征。本病为获得性、非家族性的疾病。主要特点：①整个胃肠道都有息肉；②外胚层变化，如脱发、指甲营养不良和色素沉着等；③无息肉病家族史；④成年发病，症状以腹泻最常见，见80%以上病例有腹泻、排便量大，并含脂肪或肉眼血液，大多有体重减轻；其次是腹痛、厌食、乏力、性欲和味觉减退。

12. 上皮内瘤变和不典型增生

上皮内瘤变（intraepithelialneoplasia）可作为"异型增生"的同义词，分为低级别和高级别上皮内瘤变，前者相当于轻度和中度异型增生，后者相当于重度异型增生和原位癌。采用上皮内瘤变的名词是强调癌前病变在发展为浸润性癌之前上皮细胞形态学改变的本质及其科学的概念，从而更正过去长期由于沿用重度异型增生、癌疑、原位癌、局灶癌、黏膜内癌、癌变趋势等名词所引起的治疗过度及其带来的不良影响。

世界卫生组织（WHO）在出版的《国际肿瘤组织学分类》中明确对包括结直肠在内，还有子宫颈、阴道、胃、泌尿道、前列腺、乳腺等器官中肿瘤统一采用"上皮内瘤变"取代原来所用"异型增生"的名词。这意味着"上皮内瘤变"与"异型增生"是同义词，含义是相同的。在结直肠肿瘤中主要分为二级，即低级别上皮内瘤变（low intraepithelial neoplasia, LIN）和高级别上皮内瘤变（high intraepithelial neoplasia, HIN）。原来的轻度和中度异型增生归属低级别上皮内瘤变，重度异型增生则归属高级别上皮内瘤变。高级别上皮内瘤变与重度异型增生、原位癌、局灶癌、黏膜内癌，还有其他癌疑、癌变趋势等等都是一回事，应该只有一个名词，就是高级别上皮内瘤变。

简而言之，对于结直肠腺瘤上皮内瘤变，不论是低级别或高级别，只须经内镜完整摘除或局部切除就已足够。

十四、早期大肠癌内镜治疗新技术

EMR、ESD等

随着人们生活水平的不断提高、健康意识的增强和结肠镜检查的普及，早期大肠癌和癌前病变——大肠息肉的发现迅速增多。因此，早期发现、早期诊断和早期治疗是成功治疗大肠癌的关键。对于大肠巨大息肉和早期癌，传统的治疗方法是外科手术切除肠段，其疗效确切，但手术创伤大、患者恢复慢、住院时间长、治疗费用高，术后生活质量也大为降低。近年来，随着内镜治疗器械的不断开发和新技术的逐步开展，结肠镜发现的绝大部分大肠病变可以实现肠镜下的切除，而不再需要外科手术治疗。

1.早期大肠癌和息肉的内镜传统治疗方法

如果病变像香菇一样有茎（长蒂）（图24、图25），就可以很简单地应用金属圈套器套住蒂部切除，称为息肉切除术（polypectomy）。但是有的息肉长得平坦，像一片披萨，必须借助黏膜切除术（EMR）。先在病变下方注射生理盐水抬起病变，再用圈套器电切病变；有时还要在肠镜头端装一个透明帽，把病变吸进透明帽内再圈套电切。目前绝大部分大肠息肉都可以使用息肉切除术或黏膜切除术方法予以切除，即使是早期大肠癌，如果癌细胞浸润较浅，也可以采用这些方法完整切除。

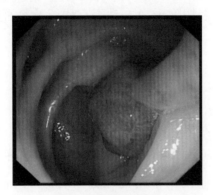

图24　大肠长蒂息肉

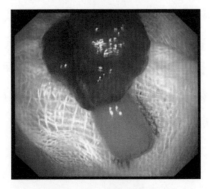

图25　切除后的长蒂息肉

对于直径超过2cm的平坦病变，黏膜切除术治疗只能通过分块切除的方法进行，其结果是切除了较大的病变但仍有遗漏的病变，肿瘤很快就会复发。然而，切下来的病变多数为碎片组织，不能进行准确的病理检查。因此，肿瘤切除的完整性非常重要，因为某些类型的早期大肠癌会多处向深部生长，如果圈套切除的边缘恰好在深部生长的部位，切除下来的病变破碎，则无法准确判断肿瘤是否有深部浸润、肿瘤是否切除干净、是否有残留及是否应该追加外科手术。

2. 内镜黏膜下剥离术

为了达到大块、完整地切除肿瘤的目的，内镜黏膜下剥离术（ESD）应运而生。1994年日本国立癌症中心医院的医生们设计并开始使用带陶瓷绝缘头的切开刀治疗早期胃癌，后来又用于切除巨大的大肠息肉。从此内镜治疗由黏膜切除技术时代进入内镜黏膜下一次性整块切除时代，直到2004年此项内镜技术才被正式命名为内镜黏膜下剥离术（ESD）。内镜黏膜下剥离术是在标准内镜的操作下，将早期癌症病变从其下方的正常黏膜下层逐步慢慢剥离下来，从而达到大块、完整切除的目的（图26）。

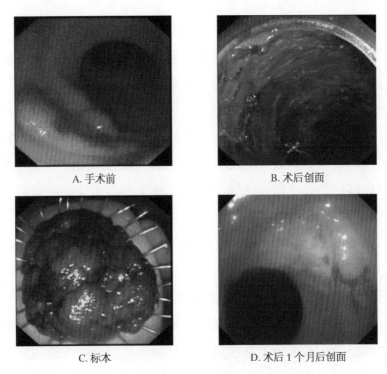

A.手术前 B.术后创面

C.标本 D.术后1个月后创面

图26　直肠巨大息肉内镜黏膜下剥离术治疗

　　内镜黏膜下剥离术是近年来出现的一项新的治疗手段，在微创技术下，通过内镜黏膜下剥离术可以大块、完整的切除病变，同时一并"扫净"部分黏膜下病变，实现根治肿瘤的目的，达到微创治疗消化道早期癌症的效果。目前在日本，绝大多数条件具备的医院已普遍开展内镜黏膜下剥离术，其已成为早期食管癌、胃癌和大肠癌的首选治疗方法。而目前国内仅少数医疗单位才刚刚开始尝试内镜黏膜下剥离术治疗工作。

3. 哪些患者适合做内镜黏膜下剥离术？

对于没有淋巴血管转移的大肠局部病变理论上都可以进行内镜黏膜下剥离术。现时内镜黏膜下剥离术主要应用于以下大肠病变的治疗。

（1）早期大肠癌：根据医生经验，结合染色内镜、放大内镜、超声内镜等其他检查方法，确定肿瘤局限在黏膜层和没有淋巴转移的黏膜下层，肠镜下内镜黏膜下剥离术切除肿瘤可以达到外科手术同样的治疗效果。

（2）大肠巨大平坦息肉：直径<2cm 的息肉一般采用黏膜切除术治疗；≥2cm 的息肉尤其是平坦息肉，推荐内镜黏膜下剥离术治疗，一次完整地切除病变。

（3）黏膜下肿瘤：超声内镜检查发现的脂肪瘤、间质瘤和类癌等，如来源于黏膜肌层和黏膜下层，通过内镜黏膜下剥离术可以完整剥离病变；但对于来源于固有肌层的肿瘤，由于肿瘤较深，内镜黏膜下剥离术剥离病变的同时往往发生消化道的穿孔，不主张勉强剥离，有丰富内镜治疗经验的医生可以运用。

4. 哪些患者不适合做内镜黏膜下剥离术？

内镜黏膜下剥离术手术时间长，清醒状态下患者难以耐受，一般在静脉麻醉下进行。对于不具备开展无痛内镜检查条件的医疗单位、一般情况较差的患者，不主张开展内镜黏膜下剥离术治疗。心脏及大血管手术术后服用抗凝剂、血液病、凝血功能障碍者，在凝血功能障碍没有得到纠正前严禁内镜黏膜下剥离术治疗。病变基底部（黏膜下层）注射生理盐水后病变局部隆起不明显，提示病变基底部的黏膜下层与肌层间有黏连，肿瘤可能浸润至肌层组织，应列为内镜黏膜下剥离术禁忌证，因为病变很可能不是早期癌。

5. 内镜黏膜下剥离术治疗前该做哪些准备工作？

内镜黏膜下剥离术治疗前患者应充分了解内镜切除手术的必要性、手术过程、术后注意事项和可能出现的并发症。术前口服泻药，尽可能解净大便。如口服华法林、阿司匹林等抗凝药物，必须停药1周以上才能进行内镜黏膜下剥离术治疗。

6. 内镜黏膜下剥离术治疗是如何进行的？

麻醉后患者取左侧卧位。整个过程大致分为以下几个步骤（图27）。

（1）标记：首先用染色剂（靛胭脂等）使肿瘤着色，再用针形切开刀于病灶边缘0.2~0.5cm做一环状标记。

（2）黏膜下注射：在病变周围环状记号外侧多点注射生理盐水或其他液体（内加染色剂），直至病灶明显抬起。

（3）切开病变外侧缘黏膜：应用针形切开刀沿病灶边缘

标记点切开大肠黏膜，使肿瘤与周围正常组织分离。

（4）剥离病变：应用针形切开刀或特殊的剥离器械于病灶下方对黏膜下层进行剥离，将病变从其下方的正常组织上完整切除下来。

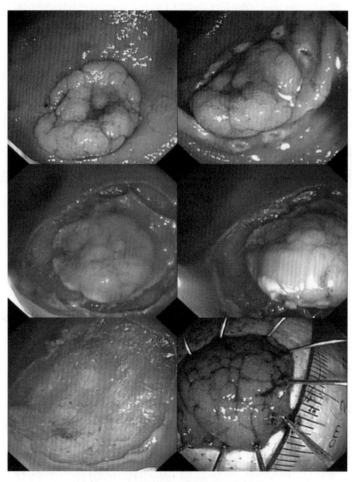

图27　内镜黏膜下剥离术治疗过程

7. 内镜黏膜下剥离术治疗有哪些并发症？如何预防和处理？

与其他内镜治疗一样，出血和穿孔是内镜黏膜下剥离术治疗的两大主要并发症。出血分为术中出血和术后出血。一般来说，术中都有少量出血，手术操作中必须随时止血，切除病变后对创面也要确切给予止血，并处理创面可见的小血管。术后出血通常表现为解血便，一般术后1周左右出现，再次肠镜检查可以止血。内镜黏膜下剥离术治疗中不能剥离太深，以免发生穿孔；一旦发生较小的穿孔，可在肠镜下应用金属架缝合穿孔。术后如腹胀无明显加剧，腹痛范围无明显扩大，腹肌松软，一般不需要手术修补。

8. 内镜黏膜下剥离术治疗后有哪些注意事项？

内镜黏膜下剥离术治疗后一般要住院观察是否有发热、腹痛和腹胀、大便是否带血等。第2天如果无腹痛和腹胀，可以下床活动，进软食，住院1~2天便可出院。2个月复查肠镜了解伤口愈合情况，局部是否有肿瘤的残留和复发。如果内镜黏膜下剥离术完整切除肿瘤，以后每年应复查肠镜1次以便及时发现其他新生病变。如果肿瘤未能完整切除或切除的病灶界限不清，但无局部转移，术后3年内每6个月复查肠镜1次以便及时发现病变是否局部复发。

9. 内镜黏膜下剥离术治疗有哪些优势?

内镜黏膜下剥离术治疗扩大了早期大肠癌和巨大息肉的内镜切除指征,与开刀手术和以往黏膜切除术等内镜治疗方法相比,内镜黏膜下剥离术具有以下明显优势。

(1)微创治疗,既能保证肿瘤的彻底切除,又能最大限度地保留正常肠段,生活质量明显提高。内镜黏膜下剥离术创伤小,患者易耐受,恢复快,住院时间短,有些患者治疗后当天就可回家,治疗费用低。

(2)同一患者可以多次接受内镜黏膜下剥离术治疗,一次也可以同时切除多个息肉和肿瘤。目前主张一次不超过5个病灶,以减少并发症的发生。

(3)可以在不开刀的情况下通过内镜黏膜下剥离术切除病变,获得完整的切片标本,明确肿瘤的病理性质和程度。

(4)内镜黏膜下剥离术可以把较大面积、形态不规则的肿瘤一次性完整的切除下来,切除率通常可以达到96%以上,明显减少了肿瘤的残留和复发。

10. 内镜黏膜下剥离术术后如有肿瘤残留和复发, 怎么办?

与传统的内镜治疗方法不同,内镜黏膜下剥离术由于切除范围较大、较深,术后很少有肿瘤的残留,复发率也较低。如复查肠镜发现肿瘤残留和复发,可视具体情况再次进行内镜黏膜下剥离术治疗，或外科手术。对于年龄较大，合并有心、肺、肝、肾功能不全者，肠镜下的微波、激光、冷冻、氩离子电凝等也是可供选择的理想治疗方法。

内镜黏膜下剥离术是一种理想的微创治疗手段，已被广大医务工作者和患者所接受。但内镜黏膜下剥离术对操作者技术要求较高，初学者操作时间长，并发症发生率高，需要有一定经验的积累。复旦大学附属中山医院内镜中心于2006年在国内率先引进内镜黏膜下剥离术技术，至今已完成1 000余例内镜黏膜下剥离术治疗，是国内开展时间最早、治疗病例数最多，能同时对早期食管癌、早期胃癌和大肠癌进行内镜黏膜下剥离术治疗的医疗单位。目前内镜黏膜下剥离术手术时间平均55分钟，切除的早期癌最大直径为10cm，平均住院仅2~3天。至今已召开国际内镜黏膜下剥离术大会5次，发表论文100余篇，治疗水平和日本持平，结果令人鼓舞。该技术获得2010年上海医学科技奖一等奖（图28、图29）。

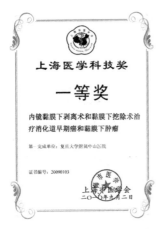
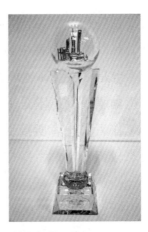

图28　上海医学科技奖一等奖奖状、奖杯

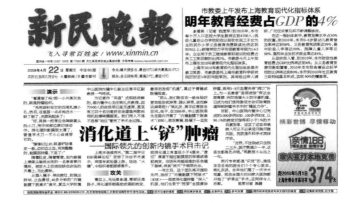

图29　2009年4月22日新民晚报头版报道复旦大
学附属中山医院内镜中心ESD手术

专家点评：周平红教授关于早期大肠癌的几个常见问题

1. 我在外院已确诊乙状结肠癌，只是"结肠镜未查到底"，为什么医生要我再次做肠镜检查呢？

首先，结肠镜检查是一种全结肠的检查，"未查到底"则表示还有一部分的结肠未看到，而就在这未查到的结肠中就可能"隐藏着危机"——息肉和原发性大肠癌。息肉是一个大家熟悉的名称，据统计70%以上的结直肠癌患者同时伴有结肠息肉，有的息肉可通过手术一次切除，有的息肉由于距离肿瘤较远，超过手术范围，就需要借助术前的肠镜检查切除，因为结直肠手术后需要6个月后才可复查肠镜，在这段时间内，很可能被遗漏的息肉就会出现恶变可能。

所谓"多原发大肠癌"，是指结肠内长了2个以上的肿瘤。这是一个比较新的概念，有直肠癌并发盲肠癌的，也有横结肠癌并发降结肠癌的，至少有2个肿瘤。例如患者王某，男性，

41岁，11年前因大肠癌行乙状结肠癌根治术，术后恢复良好，近来又出现大便带血，经内镜检查发现结肠内有4个新生肿瘤，经病理检查证实均为恶性，再次手术获得成功，至今已存活4年，仍在随访中。因此，术前仔细的全结肠检查，排除多原发大肠癌是十分必要的。

2. 溃疡性结肠炎也会变癌

溃疡性结肠炎是一种反复发作的结直肠炎症，以全结肠多发的溃疡为特征，是一种自身免疫性疾病，无法根治。而且，溃疡性结肠炎是一种癌前期病变，反复发作的患者，很可能出现癌变，需要引起重视。

对于溃疡性结肠炎患者，主张控制病情，避免反复发作，当然每年一次的结肠镜检查也是十分必要的。结肠镜检查一方面可以判断炎症的严重程度；另一方面还可以发现早期癌变，指导及时、早期的治疗。

3. 家族性息肉病会癌变吗？

答案是肯定的，且癌变率为100%。家族性息肉病患者多有明确的家族史，全结肠内密布大小不等的息肉，这些息肉最终会向癌症发展。因此，对于这些患者多主张行全结肠切除、回肠肛管吻合术，但术后患者的控便能力降低，缺乏"浓缩大便"的功能，造成每天30~40次以上的大便，很痛苦。复旦大学附属中山医院内镜中心对此类患者开展了定期结肠镜检查联合分批息肉电切的方法，取得了一定的成果，避免少数患者开腹手术之苦。值得注意的是，家族性息肉病患者在他的一生中肯定会有息肉癌变的，应引起高度重视。

4. 单发息肉也会癌变

单个息肉有蒂者可以经内镜下切除，即使息肉顶部癌变，根部如果没有癌变尚不需要手术治疗。只有绒毛状腺瘤极易癌变，手术切除范围一定要扩大到边界2~3mm，否则只要有一点残留，就会导致腺瘤复发。复发后数年内可能癌变，而大多数均发生在肛门口，给治疗带来了困难，有时不得不丢卒保车。

5. 什么是SMT？

SMT是黏膜下肿瘤的简称。胃肠道SMT在内镜下主要表现为生长在黏膜下方的实质性肿瘤，形状规则，表面光滑（图30）。胃肠道SMT主要分为两大类：一类叫间质瘤（有部分肿瘤存在恶性可能）；另一类主要包括各种良性肿瘤，如平滑肌瘤、脂肪瘤、神经鞘瘤等。前者是胃肠道SMT的主要组成部分。胃肠道SMT好发于胃和近端小肠，但是整个胃肠道的任何部位都有可能发现SMT。总体发生率约占胃肠道原发肿瘤的1%。上消化道SMT，包括胃SMT和食管SMT，比下消化道结肠SMT多见。

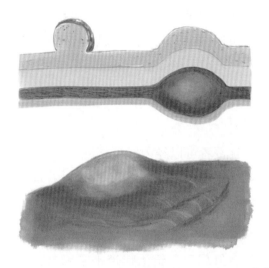

图30　黏膜下肿瘤与普通黏膜息肉不同，其来源于黏膜下组织，故表面黏膜虽有隆起，但还是光滑的

　　SMT往往无明显临床症状，患者由于其他原因检查内镜、上消化道钡餐或者CT检查时偶尔发现。小部分患者有胃胀、饱腹感等症状，除非肿瘤表面发生溃疡出血，或者肿瘤巨大造成胃肠道梗阻，一般情况下患者无特征性症状。间质瘤是胃SMT的最常见类型，间质瘤有恶性潜能（即转移倾向），常见的转移部位是肝脏和腹膜，很少有淋巴结转移。而食管SMT中，最常见的病理类型是平滑肌瘤，为良性肿瘤。

　　（1）食管SMT：食管平滑肌瘤是食管SMT的最常见类

型，主要见于男性患者。食管SMT的患者，如果肿瘤较大的话，往往是因为吞咽梗阻感前来就诊。对这类肿瘤，内镜下发现后，需要进一步进行超声内镜的检查，观察肿瘤所在的层次。为后续的内镜下切除做准备。目前对于食管SMT，内镜下运用内镜黏膜剥脱术（ESD）进行切除，与外科开胸手术相比，具有创伤小、费用低、住院时间短、恢复快的优势。

（2）胃SMT：间质瘤是胃SMT的最常见类型，其次是平滑肌瘤（属良性）。胃间质瘤好发年龄在50岁左右，男性比女性好发。胃SMT可以突向腔内生长，也可以突向腔外生长。如果内镜下发现SMT后，还需要进行腹部CT检查，有时巨大SMT大部分突向腔外，内镜下只能见到很小一个黏膜下肿块。此类患者不适合做内镜手术。我们认为肿块大小在5cm以下、突向腔内生长的SMT，可以进行内镜下手术。内镜手术前需要进行超声内镜的检查，如果肿瘤位于较深的位置，术中的穿孔可能性大，穿孔大部分可以在内镜下修补，如果内镜下修补困难，则需要从腹部小切口，进行腹腔镜辅助下的修补。对于切除的肿块，如果病理显示是平滑肌瘤等良性肿瘤，则认为达到治愈水平。如果病理显示间质瘤，则需根据病理结果和肿瘤大小综合考虑（表8）。

表8　病理结果与间质瘤良性和恶性关系

恶性程度	间质瘤大小（cm）	核分裂相（个/每高倍视野）
极低	<2	<5
低	2~5	<5
中等	<5	6~10
	5~10	<5
高	>5	>5
	>10	无论多少
	无论大小	>10

　　因此，对于巨大的（>10cm）SMT，不建议行内镜手术治疗。而对于<5cm的SMT，在一些大的内镜中心，内镜下切除技术较为成熟，建议可进行内镜下切除。对于5~10cm的肿瘤，选择内镜手术和手术则各有利弊，目前尚无定论，需要患者权衡利弊，选择手术方式。对于恶性间质瘤患者，术后还需服用靶向治疗药物格列卫预防复发和转移。因此即使完整切除肿瘤的患者，若病理学类型为恶性间质瘤，仍需要进行内镜随访，预防肿瘤复发。

　　胃肠道SMT还有一种特殊的类型——类癌，因为其生物学特性较特殊，将专门讨论。

6. 类癌能治愈吗？

　　类癌是较为少见的一种低度恶性或倾向于良性的神经内分泌肿瘤，发病年龄跨度很大，20~90岁都有可能，但是高峰年龄在50~70岁之间。对整个消化道而言，最常见的是小肠类癌（通常在小肠的回肠部分），其次是直肠、大肠和胃。由于普通胃肠镜无法到达小肠，因此直肠是类癌最容易发现的部位，有些患者甚至是在直肠指检发现的。

之所以称为类癌，从字面上理解，与消化道恶性肿瘤相比恶性程度弱，即使有转移患者，仍能有较长的生存期。但由于类癌有潜在转移性，无法纳入良性肿瘤。在内镜下的表现也区别于恶性肿瘤，类癌通常是形状较规则的生长在黏膜下的肿瘤，表面光滑，而恶性肿瘤则通常是菜花样突向腔内生长。类癌患者通常无显著的临床表现，大部分是在常规内镜检查时意外发现。有极少一部分患者具有"类癌综合征"，主要表现为皮肤潮红和腹泻等症状。

（1）小肠：小肠类癌占所有小肠肿瘤的1/3，由于小肠肿瘤本身发病率不高，况且小肠肿瘤较难发现，因此在临床上小肠类癌并不常见。近年，随着小肠镜和胶囊内镜的开展以及对小肠类癌这疾病本身的认识，这类疾病的发现率也有所提高。据统计资料显示，小肠类癌最常发生在距回盲瓣（即阑尾附近）60cm的回肠内。对于发现小肠类癌的患者，需要进行手术，切除含肿瘤的肠段和肠系膜；对于肿瘤无远处转移的患者通常能达到治愈。即使发现有远处转移的小肠类癌，也建议行局部肠段的手术切除，这有别于其他消化道恶性肿瘤，因为小肠类癌的恶性程度较低，即使是发生远处转移的患者，手术后5年的生存率也能达到36%左右。

（2）直肠：直肠类癌无论从发病率还是从临床发现率上，都属于消化道类癌中较为常见的，直肠类癌的大小与发生转移的可能性有关，<1cm的类癌极少发生转移；在1~1.9cm的类癌中10%有转移可能；而>2cm的类癌转移率高达70%。局部淋巴结转移和肝脏转移最为常见。肿瘤切除后的预后则和病理息息相关。如果肿瘤浸润层次较深，有局部淋巴结转移，病理结果有较多核分裂相（预示恶性程度高），则预后较差。肿瘤<1cm类癌，行内镜下局部切除可达到治愈。肿瘤1~2cm，如果术前检查无远处转移证据，则内镜下局部切除的效果也较为乐观，基本可达到治愈的目的。>2cm的肿瘤，或术前检查发现有远处转移或局部淋巴结转移，则建议行手术切除。国外大规模资料统计显示对于以下3种情况：①肿瘤单个的，局限于肠腔无周围淋巴结与远处转移的，5年生存率高达90%以上；②肿瘤有局部淋巴结转移的，5年生存率达49%；③即使存在远处转移的直肠类癌患者，5年生存率也为26%。相比于直肠癌的生存率，类癌是一种低度恶性的疾病。

（3）大肠：大肠类癌的好发人群为70岁左右的老年人，通常由于腹痛、厌食、体重减轻等原因行肠镜检查时发现。大肠类癌引起"类癌综合征"的较为罕见。大肠类癌主要位于右半结肠，尤其是盲肠。由于右半结肠的较宽，所以这些患者无临床症状，只有肿块大到阻塞肠腔时才可能出现临床症状。因此发现类癌时，肿块通常很大，而此时2/3的患者已经有局部淋巴结的转移或者远处转移。即便如此，大肠类癌如果<1cm，或者1~4cm，肿瘤生长在肠壁浅层的，经手术切除后，5年生存率仍高达97%，基本达到治愈标准。如有远处转移的患者，5年生存率为17%。

（4）胃：胃类癌较为少见，类型也较为复杂，通常与慢性胃炎及恶性贫血有关。在内镜下表现为多发的<1cm的小结节样隆起合并溃疡形成，有时术前很难与胃癌区分，不建议行内镜下治疗。因此通常行手术治疗，本文在此不再赘述。

综上所述，消化道类癌的早期发现较为重要，由于类癌往往无明显的临床症状，因此发病比较隐匿，大部分患者通过体检或者其他原因行胃肠镜检查偶然发现。而发现后若怀疑类癌，需及时治疗，因为其大小与治愈率明显相关。早期发现、早期行内镜下治疗能达到完全治愈。

复旦大学附属中山医院内镜中心对大肠类癌采取内镜黏膜下剥离术治疗已达300余例，随访至今患者情况良好（图31）。

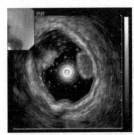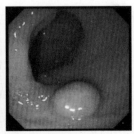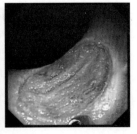

图31 直肠类癌内镜黏膜下剥离术治疗

十五、内镜的新武器

放大内镜、超声内镜、色素内镜等

随着纤维光导技术、电子技术、超声等高新技术在胃肠镜中的应用，检查的舒适程度和诊断水平也明显提高。科技的进步，使内镜家族出现更加先进、对诊断更有帮助的新型肠镜，是肠道更加出色的"侦察眼和探雷器"。内镜检查中出现的新武器有放大内镜、超声肠镜和色素肠镜。

1. 放大肠镜

1975年，日本多田等对普通大肠镜进行改造，现在新型的放大肠镜都为可变焦肠镜，放大至100倍的肠镜足以满足鉴别微细结钩的变化。放大内镜能发现肠道黏膜仅数毫米的微小病变，还可以进行电子染色，大大提高了早期癌的诊断率，这是目前其他任何检查都做不到的。放大内镜下染色的目的主要是对于常规观察无法识别的黏膜表面的微细结构进行观察，黏膜染色方法分为直接法和间接法。运用放大肠镜观察，根据大肠腺管开口形态的工藤分型（由日本工藤教授确立并以其命名的一种分型方式），大体可将大肠病变进行初步分类；可以在不做活检的情况下，判断是否为肿瘤，了解病灶的组织类型，提高大肠病变的诊断水平；可通过对切除后病灶周围微细结构的放大观察，确定是否已彻底切除了病灶，提高大肠病变在肠镜下的治疗水平。

2. 超声肠镜

超声肠镜具有普通肠镜和超声功能，仪器尖端配有转换装置，能360°旋转，它不仅可以观察结肠肿瘤侵犯的层次，同时还可判断有无淋巴结转移。这些对术前诊断、选择手术方案、预后均有重大意义。近几年来，有关超声内镜检查临床报道逐渐增多。已知结直肠在超声下可显示 5 个（高频探头下为 9 个）不同回声，而结直肠癌在超声下实体呈现回声高低不一的混合像，有时可用于结直肠癌早期诊断，并且能区分早期癌位于黏膜内还是黏膜下层。超声内镜用于结直肠癌 Dukes 或 T、N 分期，以直肠癌最好。T 分期的准确率为 80%~90%，N 分期为 59.9%~70%。微型超声探头可以通过内镜的活检孔送达结肠各部位，且不必先做常规内镜检查。对消化道肿瘤的起源、大小、性质、病期和内镜、外科能否手术的判断，均具有很重要的价值，并能替代其他现代影像学诊断技术的作用（图 32 ）。

肛管癌

结肠囊肿

脓肿

黏膜下肿块

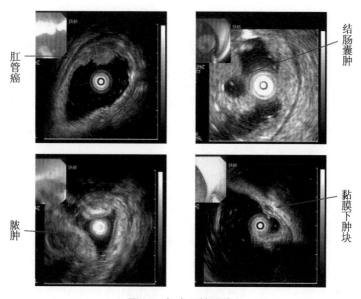

图32 超声肠镜图像

3. 色素肠镜

色素肠镜是内镜下利用色素的一种检查方法。普通内镜不易识别的消化道黏膜及某些脏器表面的性状，借助色素的作用，使之变得容易识别和容易诊断。对普通内镜观察不到的黏膜的功能状态，也能通过色素的作用，使之能在内镜下用肉眼直接观察和诊断。色素必须符合无毒、无害、安全的要求。

色素肠镜的投入途径主要有2种：在内镜下直接喷洒的称直接法；经口服色素后，再进行内镜观察的称间接法。色素内镜是发现结肠微小病变及凹陷性病变（Ⅱc病变）的基础。在常规内镜检查中，内镜医生要注意大肠黏膜局部的改变，这类改变主要有黏膜发红、苍白、血管网消失、出血、肠黏膜无名沟中断、病变周围白斑中央凹陷、黏膜表面凹凸不整、肠壁轻度变形等，需进行肠道黏膜染色，通常采用靛胭脂。这种染料的优点是：染色后可将病变的范围及表面形态清楚的显示出来；另外，由于靛胭脂为黏膜非吸收性染料，当视野不清或染色效果不佳时，可以冲洗后进行再染色，以获得理想的染色效果。色素肠镜检查可以发现结直肠黏膜仅数毫米的微小病变，大大提高了早期癌的诊断率。

十六、结直肠癌的多学科诊疗
模式

　　近30年来，肿瘤治疗从单一的外科治疗演变为手术、放疗、化疗、内分泌治疗、生物靶向治疗、基因治疗等多学科共同参与的综合治疗，同时随着循证医学的发展，医学研究工作水平得到极大提高，更贴近临床实际。多学科诊疗（multidisciplinary treatment，MDT）模式也逐渐引入临床医学领域，成为国内外医疗界研究的热点。多学科诊疗通常是指来自两个以上相关学科的专家，针对某种肿瘤，通过定时间、定地点、定专家的会议，提出具体诊疗方案，这种诊疗模式的核心内容以患者为中心，以多学科专家为依托。

　　目前，在欧美一些发达国家，肿瘤MDT模式已经成为各种大型综合医院和肿瘤专科医院治疗的固定模式。复旦大学附属中山医院是我国最早引进该模式的单位，在秦新裕和许剑民教授的带领下，通过对MDT方式的认识和医疗项目构建方式的探索，结合我国特大型公立医院的特点，总结归纳出一套具有自身特点和理念的结直肠肿瘤MDT模式。该模式通过对行业发展现状的分析，确定了基于MDT模式下的系列功能化微创化结直肠癌根治术、基于快速康复流程的菜单式结直肠癌分级手术方案、基于循证外科的结直肠癌系列创新术式研究、基于文书临床的信息互动沟通与传递采集流程、基于集成共享标准的临床与实验研究数据库建设、基于区域性网络化的亚专业协作平台建设六大方向。从而，奠定了结直肠肿瘤MDT建立的专业创新性、分级菜单式、全面多层次互动的基本理念。该模式具有专业、分级、互动、优化和快速的五大基本特点，即高度结直肠肿瘤MDT专业化、分级式菜单医疗模式、全程的医患沟通、实现人力资源和医疗资源的优化配置、建立符合优质高效的快速临床路径。该模式确定的特有的结直肠系列创新术式和志愿者文化是其核心竞争力。并且在矩阵形式的组织构架方式下，组建了以数据组、随访组、护理组和宣传组为主的部门。数据组集成整个结直肠肿瘤MDT项目的所有运作材料和数据。随访组以术后随访为主要工作，采用电话、短信、信函、电子邮件等多种方式，以随访中心为基础，对所有术后患者的信息和病情转归情况作采集，并作相应的随访指导。护理组围绕临床模式的护理工作建立。宣传组运用循环和多形式的宣传策略逐渐提高MDT平台的广度与深度。该院通过有效的整体构架MDT，选择合理搭建MDT组织构架的方式，实现MDT的长期发展和不断创新，为结直肠肿瘤MDT整体实力的进步奠定了坚实的基础

（图33）。

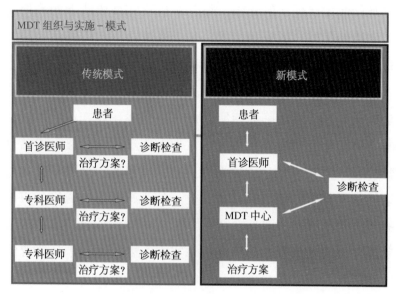

图33　中山医院建立的规范化的MDT团队诊疗模式

1. CRC-MDT的科室及人员构成

　　根据国际惯例，一个优秀的MDT由具有丰富临床经验并可以监控和管理诊治全程的核心专家（chairman），以及相关各主要科室的负责人（coordinator），并有相关科室的高年资医生所组成，中山医院CRC-MDT相关诊疗科室有：

- 普外科
- 肿瘤内科
- 消化科

- 肝外科
- 内镜中心
- 介入科
- 放射科
- 放疗科
- 胸外科
- 妇产科
- 超声诊断科
- 病理科
- 护理部

2. 中山医院CRC-MDT人员构成如下

- 核心专家（chairman）：秦新裕教授
- 普外科负责人：许剑民教授
- 肿瘤内科负责人：刘天舒教授
- 大肠镜室负责人：姚礼庆教授，钟芸诗副教授
- 放疗科负责人：曾少冲教授
- 放射科负责人：曾蒙苏教授
- 病理科负责人：侯英勇
- 消化科负责人：王吉耀教授
- 肝外科负责人：樊嘉教授
- 妇产科负责人：屠蕊沁教授

- 介入科负责人：王建华教授
- 超声诊断科负责人：王文平教授
- 胸外科负责人：王群教授
- 协调人：许剑民教授
- 专职秘书：韦烨医师

MDT门诊时间：周四下午，中山医院门诊14楼高级专家会诊中心

十七、结直肠癌肝转移的预防

复旦大学附属中山医院普外科自2001年开始对Ⅲ、Ⅳ期结直肠癌患者开展术前介入化疗（图34），累计已为超过500例患者进行了此项治疗，可减少术后3年内肝转移风险40%，延长出现术后肝转移的时间，明显延长了患者的生存期，取得了很好的效果。

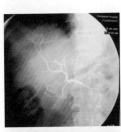
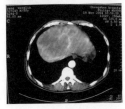
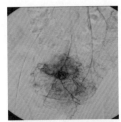
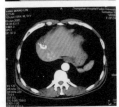

A. 术前CT　　　　　B. 术后经过6个疗程奥沙利铂治
　　　　　　　　　　　疗后肿块明显缩小，手术切除

图34　结肠癌术前介入化疗

结直肠癌肝转移的Ⅱ期手术切除：复旦大学附属中山医院普外科对于Ⅰ期无法切除的结直肠癌肝转移患者采取先切除肠道原发病灶、术后以奥沙利铂为基础的静脉化疗，待肝转移灶缩小后，Ⅱ期手术，取得了满意的疗效。

十八、无法手术的结直肠癌肝转移灶的治疗

结直肠癌最容易转移的部位是肝脏，而肝转移是结直肠癌患者最主要的死亡原因。在患病期间大约有50%的患者可发生肝转移，在全世界范围内大约有50万人。外科手术切除肝转移灶是结直肠癌患者肝转移唯一的根治性手段，但是只有小部分肝转移患者可以采取手术治疗，那么针对无法手术治疗的肝转移灶，现在有什么治疗方案呢？

1. 全身性新辅助化疗

新辅助化疗是指在恶性肿瘤局部实施手术或放疗前应用的全身性化疗。研究发现新辅助化疗可以：①使原先无法切除的肝转移变成可切除，使原先可切除的病灶缩小而保证足够的切缘；②减少需切除的肝组织，最大限度地保留肝功能；③清除增殖活跃易发生转移的癌细胞，消除肝内的微小转移灶；④术前化疗是可靠的药敏筛选试验，通过对

化疗后病灶放射学和病理学评价，选择有效的方案作为术后化疗的首选。目前的化疗方案通常包括3种化疗药物，即3种细胞毒性药物联用或两种细胞毒性药物与一种靶向药物联用。

2. 射频消融

是一种经典实用的方法。射频消融电极针可以经皮或在术中直接插入肝脏，通过电极针射频消融电流穿入肝转移灶，诱发电极针周围组织发生离子振荡，几分钟后发生摩擦生热，使肿瘤组织温度增加到80~110℃，直接造成肿瘤细胞凝固性坏死。它的优点在于：操作简单、创伤小、并发症少、患者易耐受且可重复操作，尤其适用于不能耐受手术者；对于3cm以下的肿瘤治疗效果是不错的。因为消融的半径有效，所以当肝转移灶过大时，局部消融治疗多作为姑息性治疗或辅助性治疗。

3. 术前介入化疗

在放射科透视下，透过股动脉穿刺将套管和导丝送至肝脏，局部注射化疗药物，达到局部治疗的目的。

4. 低温疗法

利用低温方法直接破坏肿瘤细胞，或通过血管栓塞和组织缺氧间接破坏病灶，从而使不可切除的病灶转化为可切除病灶。但与手术联合射频消融相比，低温治疗术后复发率高。复发率主要与转移灶数>8个、癌结节直径>3cm、肿瘤位置靠近大血管有关。

十九、结直肠癌伴肝转移的靶向治疗

1. 靶向治疗原理

随着对肿瘤发病机制的深入研究，靶向药物已成为结直肠癌个体化治疗和综合治疗的新选择。靶向药物改善了结直肠癌患者的治疗预期，其与化疗药物的联合进一步延长了患者的生存期。如此神奇的靶向药物作用原理到底是什么呢？

靶向药物是指针对已经明确的致癌靶点（该靶点可以是肿瘤细胞内部的一个蛋白分子，也可以是一个基因片段），特异性地与其相结合并发生作用，使肿瘤细胞死亡；而不与肿瘤周围的正常组织细胞结合，不损伤正常的机体组织。所有靶向药物又称为"生物导弹"。

2. 靶向治疗药物

目前结直肠的靶向治疗药物主要有2类：一类是以血管

内皮生长因子（VEGF）及其受体（VEGFR）为靶点的药物；另一类是以表皮生长因子受体（EGFR）为靶点的药物。具体有西妥昔单抗、帕尼单抗、贝伐单抗等。

（1）贝伐单抗（Bevacizumab，商品名为 Avstin），是一种针对血管内皮生长因子（VEGF）的149000的重组人类单克隆 IgGI 抗体，由93%人类结构域和7%的鼠类衍生物结构域组成。该药能选择性地抑制血管内皮生长因子（VEGF），从而阻止血管内皮生长因子（VEGF）与血管内皮生长因子受体（VEGFR1、VEGFR2）结合而激活，抑制血管形成。研究结果显示，联合应用贝伐单抗能提高结直肠癌的一线、二线化疗方案的疗效，如果同时与表皮生长因子受体（EGFR）为靶点的药物西妥昔单抗联合，则可进一步提高疗效。

（2）西妥昔单抗，又称爱比妥（Cetuximab），是一种表皮生长因子受体（EGFR）的 IgGI 人鼠嵌合的单克隆抗体，可与表达于正常细胞和多种癌细胞表面的 EGFR 特异性结合，并竞争性阻断 EGFR 和其他配体的结合，通过对与酪氨酸激酶（TPK）的抑制作用，阻断细胞内信号转导途径，干扰肿瘤的生长、侵袭和转移，抑制细胞修复和血管发生，诱导癌细胞的凋亡。单剂量应用西妥昔单抗即可抑制肿瘤细胞的生长，如果和其他化疗药物应用，则有协同作用。

二十、大肠癌的术后管理

术后化疗、饮食管理、造口康复等

（一）大肠癌术后的综合治疗

大肠癌术后的放、化疗是十分必要的。一般对于病情分期在 Ⅱ 期以上的患者均主张采用术后的化疗，肠癌的术后化疗目前多采用"两个基础，一个加强"的方案，即氟尿嘧啶（5-Fu）和四氢叶酸钙（CF）作为基础用药，加强用药主要是指奥沙利铂（乐沙定）。这样的三联方案目前在国内外均被认为是疗效最肯定的方案。一般患者需坚持6个疗程，才能起到杀灭残留的肿瘤细胞、预防复发的作用。

1.结直肠癌患者术后为什么要进行化疗？

癌症是一种全身性疾病，结直肠癌也不例外，在手术切除原发灶后，身体内可能还会残留一些癌细胞，这些癌细胞藏匿在身体的各个部位，现有的技术手段根本无法发现，只有通过合适的化疗药物才能杀灭肿瘤细胞。

2. 化疗为什么最少要6个疗程呢?

癌细胞在体内处于不同的阶段，有些生长活跃，有些则处于休眠期，但这并不是绝对的，处于一个动态的过程可相互转化。而化疗药物仅对生长活跃的癌细胞疗效较好，当一次化疗杀灭生长活跃的细胞后，原处于休眠期的癌细胞会进入生长活跃期，若不加紧下一个疗程，则会前功尽弃。

但是，化疗次数也不是越多越好。科学研究发现，6个疗程的化疗对于疗效的提高最快，到了10个疗程以后对于疗效提高的作用就不大了（图35）。这也是我们选择6次化疗的原因。

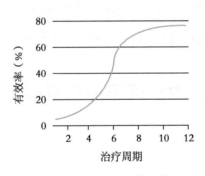

图35　治疗周期与有效率关系

3. 化疗药物为什么会选择奥沙利铂?

结合目前国内外的科学研究结果，奥沙利铂（乐沙定）对于降低结直肠癌术后的转移复发疗效肯定、安全，也是目前唯一被证明有效的结直肠癌术后辅助化疗用药。

117

但是，国内有很多同类仿制药物，价格是奥沙利铂的一半，为什么医生不选择这些药物呢？首先，国内生产药物的纯度、杂质量均无法与奥沙利铂（乐沙定）相比，而且国内外对于奥沙利铂的疗效评价，多以奥沙利铂为研究对象，这些结果并不适用与国内仿制的药品。"一份价钱一份货"，用于挽救生命的药物，还是选用经过严格评价的药物为好。

一般对于直肠癌患者，我们主张在3~4个疗程化疗结束后进行1个疗程的盆腔放疗，尤其是那些分期较晚、肿瘤恶性程度较高、病理报告肿瘤已侵犯大肠浆膜层或有淋巴结转移的患者，更需要结合放疗以减少局部复发的机会。临床实践证明，联合放化疗对于预防直肠癌术后复发、延长患者的生存时间的疗效是肯定的，推荐作为标准的方案。

（二）对化疗中出现不适反应的小窍门

1. 白细胞数下降

白细胞数下降的危害在于增加发生感染的概率，可同时伴有贫血和血小板数下降（容易引起出血）。一旦出现上述情况，首先要合理安排作息时间，注意休息，增加营养物质的摄入。当然必须听取专业医生的意见，必要时使用升白细胞的药物也是很重要的环节，如重组人粒细胞–巨噬细胞集落刺激因子（生白能）、重组人粒细胞集落刺激因子注射液（惠尔血）等。

2. 恶心、呕吐

（1）避免吃太热或太冷的食物。

（2）细嚼慢咽，煮熟了再吃。

（3）不要吃油腻的高脂肪食物，例如各种油渣食品和高脂肪食品。

（4）不要躺着吃东西。进食后不要立即躺下，请坐直1小时后再躺下。

（5）每次奥沙利铂治疗前放松片刻,如床边散步3~5分钟。

（6）请医生开些止吐剂带回家服用。

3. 腹泻

（1）足量饮水。饮用水应当是温水或至少与室温相同。不要喝冰冻饮料。

（2）不要吃高脂肪食物。

（3）可以尝试BRAT的食谱，即香蕉（banana）、白米饭（rice）、苹果酱（applesauce）和白切片面包（toast）。注意:这个食谱仅适于短期使用，它含有的营养成分不足以作为常规饮食。

（4）不要吃干果和果仁、生蔬菜或高纤维蔬菜（如花椰菜、玉米等）和带皮的水果。

（5）不要喝咖啡或其他含咖啡因的饮料（如茶），因为它可以导致身体失水。建议喝无咖啡因的饮料。

4. 口腔炎

主要表现为舌、牙龈以及面颊等软组织疼痛等。

（1）进食后要刷牙，并用软毛牙刷。

（2）经常用温水漱口清洁口腔。

（3）不要食用刺激口腔的食物或饮料，如辛辣食物、柑橘类水果（包括橘子、柠檬、橙子和柚子），以及果汁、干果和椒盐脆饼之类较硬的易损伤口腔的食物。

（4）不要吸烟。

5. 感觉神经异常

主要表现为手指、脚趾刺痛和（或）麻木的感觉。

（1）所有饮料都必须是温热的，或至少和室温相同。请不要饮用冷饮，或在饮料中放入冰块。

（2）如果感觉冷，请穿着保暖或盖上足够的被毯。

（3）如需外出进入寒冷环境中，请穿外套、戴围巾和手套。如果在外觉得手冷，请进入室内用热水袋焐暖。

（4）在寒冷空气中不要深吸气，用围巾或口罩捂住口鼻。

（5）如果有恶心或口腔疼痛，请勿用冰块冷敷。

（6）请护士给你其他的对症治疗药物。

（7）不要在身体任何部位使用冰袋冷敷。

（8）在厨房里放上一副手套，当你从冰箱里拿冰冻东西出来的时候可以戴上它。

（9）在冰箱上贴上一张警示条，提醒自己不要在打开冰箱的时候深吸气。

（三）大肠癌术后的饮食调理

1. 合理的脂肪摄入

实践证明，高脂肪膳食会促进肠道肿瘤的发生，尤其是多不饱和脂肪酸。它虽能降低血脂，但有促癌发生的作用；胆固醇本身并不致癌，但与胆石酸反应，有促癌作用，说明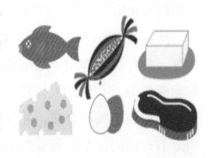胆石酸是促癌因素。结肠肿瘤的患者，不要吃过多脂肪，脂肪总量占总能量30%以下，动、植物油比例要适当。也就是说，在一天的膳食中，包括食物本身的油脂量，加上烹调中用油，每日脂肪摄入量要 < 50g。有人惧怕患上冠心病，严格控制动物脂肪摄入量，经常以植物油为主，甚至不吃动物油，这样会造成体内过氧化物过多。因为植物油中碳链不稳定、易氧化，如果适当地吃些动物脂肪，就会使碳链稳定而不易氧化，并减少体内自由基的形成。所以一定要科学吃饭，讲究油脂的合理配比。

2. 选择合适的牛奶

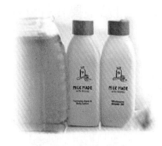

牛奶是人们日常生活中喜爱的饮食之一。结肠癌患者是否适于饮用牛奶呢？市售牛奶有鲜牛奶和奶粉，鲜牛奶多为全脂牛奶，奶粉有全脂奶粉和脱脂奶粉。结肠癌患者适于饮用什么牛奶呢？

据英国一份研究指出，牛奶中含有的维生素 A、维生素 C、钙等，具有抗癌作用。维生素 A 能使人体鳞状细胞癌及其他细胞癌消退，并刺激人体抗肿瘤的免疫系统；维生素 C 能抑制内源性亚硝胺的合成，并抑制致癌化合物对人体组织细胞的影响；钙能改变结肠黏膜的增殖，降低结肠癌的发生，而牛奶中所含的脂肪则具有致癌作用。全脂牛奶的脂肪含量为脱脂牛奶的 4 倍，常喝脱脂牛奶者可降低患口腔癌、结肠癌、膀胱癌、肺癌、乳腺癌、宫颈癌的危险性，从而预防癌症的发生；而常喝全脂牛奶者则增加患上述癌症的危险性。因此，结肠癌患者适于饮用脱脂牛奶。

3. 膳食纤维不可少

结肠癌患者膳食中应注意多吃些膳食纤维丰富的蔬菜，如芹菜、韭菜、白菜等绿叶蔬菜，膳食纤维

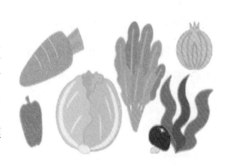

丰富的蔬菜可刺激肠蠕动，增加排便次数，从粪便中带走致癌及有毒物质。如果结肠癌向肠腔凸起，肠腔变窄时，就要控制膳食纤维的摄入，因为摄入过多的膳食纤维会造成肠梗阻。此时应给予易消化、细软的半流质食品，如粥、小米粥、玉米面粥、浓藕粉汤、面条、蛋羹、豆腐脑等，这些食品能够减少对肠道的刺激，较顺利地通过肠腔、防止肠梗阻的发生。当然，使用一些天然的缓泄药物（如Duphalae，杜秘克），也能起到润肠通便的效果。

4. 理想的食疗选择

为大家推荐几种食疗的方案，仅供参考。

（1）菱粥：带壳菱角20个，蜂蜜1匙，糯米适量。将菱角洗净捣碎，放瓦罐内加水先煮成半糊状。再放入适量糯米煮粥，粥熟时加蜂蜜调味服食。经常服食，具有益胃润肠作用。

（2）藕汁郁李仁蛋：郁李仁8g，鸡蛋1只，藕汁适量。将郁李仁与藕汁调匀，装入鸡蛋内，湿纸封口，蒸熟即可。每日2次，每次1剂，具有活血、止血、凉血作用，大便有出血者可选用。

（3）瞿麦根汤：鲜瞿麦根60g或干根30g。先用米泔水洗净，加水适量煎成汤。每日1剂，具有清热利湿作用。

（4）茯苓蛋壳散：茯苓30g，鸡蛋壳9g。将茯苓和鸡蛋壳熔干研成末即成。每日2次，每次1剂，用开水送下，此药膳具有舒肝理气作用，腹痛、腹胀明显者可选用，另外还可选用莱菔粥。

（5）桑椹猪肉汤：桑椹50g，大枣10枚，猪瘦肉适量。将桑椹、大枣、猪肉和盐适量一起熬汤至熟。经常服食，具有补中益气作用，下腹坠胀者可用此方。

（四）结肠造口术后的康复问题

距肛门口5~6cm的恶性肿瘤，为达到根治性治疗，必须将肿瘤包括肛门及周围脂肪淋巴组织一并切除，近端结肠在左侧腹壁造口。结肠造口是一种排便改道手术，患者的排便经过腹部而不是肛门，给正常生活带来一定影响。但合理使用人造肛门袋，护理、摸索排便规律，对正常工作和生活影响并不大，很多患者仍可以正常工作和学习。

1.造口产品的选择

造口产品，又称"肛门袋"，是结肠造口患者每天需要用到的，与其生活息息相关。

（1）两件式：由分离的胶片和便袋组成，胶片和便袋由卡环连接（图36）。每次换便袋时，无需撕下胶片，只需轻轻

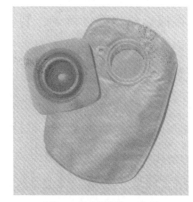

图36 两件式造口产品

按几下卡环，就能快速换好新的便袋。你可以根据你的意愿随时换下便袋，而不必等到更换胶片的时候，使你更感清洁、卫生。

1）胶片的选择

- 普通/特软护理胶片：适用于排泄物为半成形或成形的造口者。其独特配方使得胶片在皮肤干燥和湿润情况之下，都具有很高的黏性，保证胶片能长时间粘贴，平均可达7天或以上，不会意外脱落。普通/特软护理胶片在紧密地黏贴于皮肤的同时，还能阻隔便液对黏贴部位皮肤的侵蚀。胶片的特殊外层保护膜还能使胶片长期使用仍能保持原状，同时在你淋浴、游泳时提供额外的保护。除此之外，普通/特软护理胶片易于固定、佩戴方便，在换下时，操作也十分简单。

- 特软护理胶片：设计更加薄形，但使用期限与普通护理胶片相同，尤适合在夏季使用或弯腰时感不适的造口者使用。

2）造口袋的选择

- 密口袋：为一次性使用。袋中容纳排泄物后，即可换下。袋子末端设计为封口形，无需造口夹。使用更舒适、更轻盈而无需担心渗漏。特别适用于旅行、运动或社交场合使用。

- 开口袋：可多次使用。取下后，只需打开固定在袋子末端的造口夹，就能倾空袋中的排泄物，反复冲洗后，擦干或阴晾，就能再次使用（图37）。

（2）一件式：胶片和便袋相连的设计（图38）。每次使用时，只需贴上胶片就能完成佩戴。

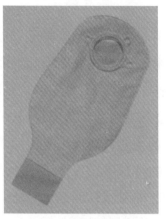

图37　开口袋造口产品

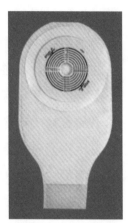

图38　一件式造口产品

2. 造口常见问题

（1）皮肤红损：随着造口产品的不断进步以及各项预防措施的改进，造口周围严重的皮肤压疮或皮肤受损已很少见，若仍有皮肤红损这些情形，就可能存在以下几种原因了。

1）袋口过大：令造口周围皮肤失去保护，并长时间与排泄物接触，皮肤因而受损，容易出现红肿和疼痛的现象。只要小心量度造口，袋口大小适中，此问题是不难解决的。

2）便袋和胶片粘贴不当：有皱摺的情形，排泄物便会由摺口流出，刺激皮肤。因此黏贴时要小心留意，尽量避免出现皱摺的情形。根据需要，可将胶片的四围裁剪以适合体形。

3）更换便袋太快或太勤：这样容易损害皮肤。所以更换时，要小心慢慢撕离，避免过度刺激皮肤。使用胶片，造口周围皮肤便可得到保护，万无一失。

4）强烈碱性用品或消毒药水清洗造口周围皮肤：会令皮肤干燥受损，所以不宜选用。如需要的话，可选用一些温和的清洗液，清洗后擦干并涂薄层氧化锌软膏或金霉素眼药膏。

5）对现时所用的造口用品过敏：出现过敏反应该立即停止使用，并与医生或造口护士商讨，帮助选用其他更适合的用品。不过某些食物也会令人产生过敏，但这方面的过敏红疹不仅仅出现于造口周围皮肤。

6）其他：如皮肤出现受损或流血现象，可使用护肤粉涂于受损处，将多出的粉末扫去，再贴上胶片便成。

（2）造口表面出血：造口表面大肠黏膜上有很多微丝血管，在清洁的常规工作中，有时会令微丝血管受损，导致轻微出血。这时应避免刺激造口，用清洁湿纸巾盖上造口，并用指头轻按一会，出血便会停止。下次清洗时，只要小心轻一些，该情况便可避免。

（3）造口内部出血：如果有血从造口内部流出，而造口又有不寻常表现，则需找医生做进一步检查。

（4）臭味：一般情形下在更换便袋时，你会嗅到臭味，但在日常生活中很少有气味溢出的情况。因为现今的便袋产品都有特别滤过设计，倘若真有气味溢出，你得检查一下袋口是否松脱。但是，腹泻或腹部不适的时候，便会有令人嫌恶的气味产生；进食某类食物过多亦会有同样情形出现。最简单的方法是利用两件式用品，或配上带有活性炭过滤器的造口袋。

（5）肠胃气：安置在造口上面的便袋，常见因充气而呈现膨胀现象，佩戴者既不舒服，胀起部分从外看来亦不雅观。解决方法是选用开口便袋或二件式的造口用品以方便放气，若使用活性炭滤器，放气较慢，但放气时有除气味作用。

（6）腹泻：佩戴了造口袋，在腹泻时并没有一般的狼狈和不方便，但排泄物会比平时多而且会变得较为液状化。最好使用开口便装，既方便清理液化的排泄物，又可减少更换便袋的次数。由于导致腹泻的原因很多，最好尽快到医生处检查一下，找出原因，以便尽早给予适当的治疗。

3. 造口术后的康复

（1）酒类：少量的酒精是可以接受的，生啤和贮藏啤就会引起排气现象及稀粪，在外应酬时，使用开口便袋便可以解决问题。

（2）沐浴：有了造口，并不代表从此会剥夺你沐浴的乐趣。无论淋浴或泡浴都没有问题。沐

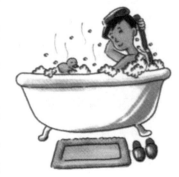

浴时最好在"造口保护皮"四周贴上防水胶布，免得水分渗入"造口保护皮"下面。如果"造口保护皮"需要更换，沐浴时，可将"造口保护皮"除下，好好享受一下，造口没有贴上便袋，亦不会有水分流入体内，不用担心。

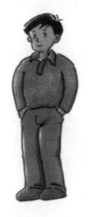

（3）服装：基本上任何类型的服饰都可以穿着；最好穿深色内衣裤，以免粪便着色；避免过紧的衣服，以免造口受压。

（4）工作：手术后，只要身体恢复健康，便可正常工作。工作时，尽量避免经常提举重物，以免引起造口周围疝气。

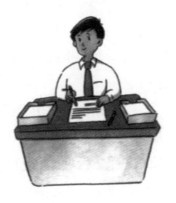

（5）运动及娱乐：若身体健康恢复后，你可以继续任何运动（包括游泳）。以下两点你要注意，其一尽量避免埋身的运动，如摔跤，以免造口意外受损；其二尽量避免举重运动，以减少疝气的发生概率。

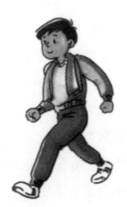

（6）旅游：手术后，身体恢复健康，与三五知己，四处游览，一来可以观光；二来可以舒畅身心，令人心旷神怡。造口用品可以轻便地放在随身行李内，以便在

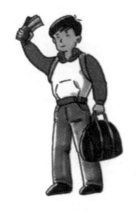

飞机、船或火车上更换。最后，只要准备足够的造口用品，那么你便可以轻松享有一个愉快的旅行了。

（7）性生活：原则上并没有任何改变的需要。但手术后初期，身体及心理末完全康复适应，应给予自己及伴侣多些时间，慢慢适应，性生活不要操之过急。进行前，可先将便袋内排泄物排空，或换上迷你造口袋。如遇到问题，可请教医生或专业的造口科护士。

（8）饮食：由于大部分的肠功能仍然存在，所以手术后，无须担心你的饮食会受很大的影响，基本上可随心所食。除非在

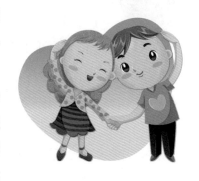

手术前你已经需要某些饮食限制（如糖尿病、高血压病）。有

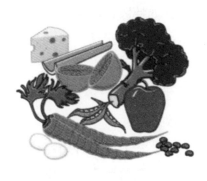

些食物，会引起排气现象，如洋葱、椰菜、蕃薯等。只要对你身体健康没影响，可避免进食这类食品。或者选用二件式用品或用配有活性炭过滤器的便袋，这些不便之处便会迎刃而解，你亦不会失去享用以上

各类食品的权利了。同样，有些食物，如咖喱、蒜头及一些含香料的食物等，很容易引致腹泻。有时为了应酬，不得不接触这类食物时，你可选用一些开口便袋使用，这样就不会妨碍工作了。在起初的日子里，你需要慢慢地试验一下何种食物可以吃、何种不可以，渐渐你会知道并摸索出一些适合你的食物。并在日间再加一点水分，应该就是你的适当食谱了。

（9）稀粪：绿豆、菠菜、含高度香科的食物（如花椒、八角、蒜头等）、咖喱、未熟的水果、啤酒等都会引致稀粪现象。

（10）疝气：椰菜类、洋葱、豆类、萝卜、胡瓜、啤酒等会产生大量的气体，引发造瘘口周围疝气，应该避免使用。

（11）臭味：引来恶臭味的食物包括芝士、鸡蛋、鱼、豆、洋葱、椰菜以及富含维生素B类的食物等。

（12）减少粪臭：可以多喝红莓汁（酸莓汁）、脱脂奶或酸奶。

二十一、警惕青年人大肠癌

所谓青年人大肠癌，是指患大肠癌的发病年龄为40岁以下者。

1. 青年人的大肠癌有哪些特点？

（1）早期病例少：医学上大肠癌分为4期。Ⅰ、Ⅱ期属早期，治疗效果好；Ⅲ期、Ⅳ期属中晚期，治疗效果极差。但可悲的是，在确诊的青年人大肠癌中，分期在Ⅲ期或Ⅳ期的患者占了50%~80%，而20岁以下的患者，几乎全部是Ⅲ期或Ⅳ期。

（2）恶性程度高：众所周知，肿瘤恶性程度越高，治疗效果越差。在确诊的青年人大肠癌中，分化最差的黏液腺癌占50%~60%，是老年患者的3~6倍。年龄20岁以下的患者，80%~90%是黏液腺癌，直接影响青年人大肠癌的治疗效果。

（3）疼痛症状突出，易出血：由于就诊时患者多属晚期，易发生急性肠梗阻，所以约40%的患者是以腹痛为第一表现的。至于出血，大多不会引起患者的重视，会当作痔疮治疗很长一段时间，以致延误病情。

（4）女性患者，发生卵巢转移的比例高：有一项数据显示，在确诊的女性青年人大肠癌中，卵巢转移率高达12%，而且有1/3的患者是以卵巢肿瘤来院就诊的，有的甚至到卵巢肿瘤手术后显示为转移性腺癌，才重新寻找原发灶。这一方面说明医护人员对于此类疾病的认识不足；另一方面也反应了肿瘤的恶性程度之高。

（5）确诊时间长，误诊率高：一般青年人大肠癌患者从有不适至医院就诊，到确诊，为5~15个月，青年人大肠癌的误诊率高达78.5%。回顾患者的病史，在看病初期多被诊断为痔疮、肠炎、肠虫症和胃病等。导致误诊的因素有很多，可归纳为以下3点。

1）患者不重视：患者总以为自己年纪轻，不会有什么大问题，再加上工作和学习繁忙，忽略了自身的健康状况。

2）家长缺少相关的知识：大多数家长对于自己孩子便血、腹痛等症状，凭经验认为是某种疾病，自己用点药，只有到了病情严重时，才来医院就诊，但往往为时已晚。

3）医生的主观臆断：许多医生在接诊年轻患者时，凭经验用些对症处理的药物，甚至忽略直肠指检，也未提醒患者做肠镜检查，等到发现转移病灶或出现肠梗阻时，才寻找原发病灶，直接延误了病情的诊断。去年我们接诊了1名福建年仅19岁的肠癌患者，他有便血史1年，一开始他父亲总给他一些治疗痔疮的药物，但一直不见好转，3个月前至当地医院就诊，接诊医生也没当一回事，继续作为痔疮处理。直到发现肝脏占位性病变，出现腹水后才寻找到原发病灶在直肠，可为时已晚。

（6）预后差：青年人大肠癌患者由于就诊时间晚、肿瘤恶性程度高，手术切除率仅为29%~36%，而5年生存率为16.7%~17.8%，与老年人相比，预后明显要差。

2. 如何早期发现青年人大肠癌？

青年人出现不明原因的贫血、大便出血、大便习惯改变、便秘和腹泻交替、腹痛和腹块等症状时应引起注意。

（1）便血：在一些饮食和起居不规律、大便秘结的青年人中很常见，大多会自行诊断为痔疮，而羞于去医院就诊，尤其是一些未婚女性。这本无可厚非，但需要掌握一个原则：用药1周后如果还有出血，或用药好转后症状又有反复者需要及时去医院就诊。当然，最好是一发现问题就去医院咨询医生，这样是最保险的方法。

（2）大便习惯改变：一般每个人的大便会随着摄入食物的不同而有所改变，但总有一个规律。如果在一段时间内突然大便变细、有凹槽、有黏液，就需要引起重视，大多提示肠道有异常，需要及时去医院就诊。

（3）便秘和腹泻交替：有些年轻人饮食不恰当就会引起腹泻，有些则时有便秘，时间长了也不当一回事，实际其中隐藏了危险。作者就亲身遇到过一位重点大学的学生，长期有腹泻史，自己也不当一回事，由于与本人儿子关系不错，被劝来做了肠镜检查，结果在乙状结肠发现了问题，手术后诊断为早期结肠癌，现在治疗效果很好。试想如果他再晚就诊半年，那就可能是晚期了。因此，对于长期腹泻和便秘交替的患者，如果用药效果不佳，需要进一步检查，以排除肠癌的可能。

（4）腹痛和腹块：腹部隐痛不适有时在青年人中很常见，大多能自行缓解，也不会当一回事，只有腹痛很严重，才会来医院就诊，这时多伴有肠梗阻，病情已被延误。因此对于长期腹痛的患者，建议行肠镜检查，在排除占位性病变后才给予对症处理。

（5）有家族肠癌史：对于父母或者直系亲属（如爷爷、外公、叔叔、阿姨等）有结肠癌或结肠息肉史的青年人，需要引起重视。一旦发现大便出血、腹泻、大便变形等异常情况，需要及时联系医生，做更进一步的检查，以早期发现问题、早期治疗。

3. 如何防治大肠癌侵袭青年人？

现代社会高度发达，人们日常生活中会接触很多可能致癌的因素，如水、空气和食品污染，再加上青年人在社会中处于中坚力量，负担着繁忙的工作和学习任务，养成了不规律的生活习惯等，这些内因外患是导致目前青年人大肠癌高发的因素。在生活中多加注意，预防癌症的侵袭，是至关重要的。

首先生活要有规律，每天坚持一定时间的锻炼，避免烟酒过度、通宵熬夜等，预防不良生活方式导致的排便习惯异常，影响大肠及时排出有毒的物质，造成癌症的高发。其次，注意多摄入新鲜的蔬菜、水果，保持一定量的维生素的摄入和养成良好的排便习惯。科学研究证实，多种维生素具有抗氧化、清除自由基的作用，可以预防癌症的发生。

此外，定期"清洁肠道"也能起到预防大肠癌的作用。大肠内的宿便和有毒物质是引起大肠癌的重要因素，定期"清洁肠道"可以达到清洁排毒的作用，同时深层按摩、排脂减肥，具有直接清除体内的毒素、减轻体重、预防过敏性疾病和皮肤病的作用。所谓"清洗肠道"是指采用一定的方法让人体"腹泻"，排除宿便和有毒物质，可以口服泻药，也可以用纯净的温水从肛门进入体内（即"洗肠疗法"），帮助肠蠕动、制造排便感，将肠内废物轻松排出，若每年进行3~4次定期"清洁肠道"，可使人体保持健康的体魄、延年益寿。

除采取上述的预防措施外，发现问题及时来医院就诊也是关键。研究表明，Ⅰ期和Ⅱ期的大肠癌的手术治疗效果，在青年人和老年人中区别不明显，均属疗效较好的一类，术后5年生存率可达85%。而晚期的肠癌（Ⅲ期和Ⅳ期）的手术治疗效果差，术后容易出现转移和复发，5年生存率仅为20%，可见早期诊断的重要性。

要做到大肠癌的早期诊断，年轻人应摒弃侥幸心理，发现问题及时到医院检查。直肠指检、钡剂灌肠和结肠镜检查（图39）是发现结直肠疾病的"三大法宝"。过去人们对于结肠镜检查都有一种惧怕的心理，认为会很难受，随着无痛内镜的发展，人们对于结肠镜的接受程度大大提高，尤其是青年人。复旦大学附属中山医院内镜中心自2001年开始已累计完成无痛内镜检查30余万例次，无一例并发症，是国内开展此类检查数量最多的医院，积累了丰富的经验。相信随着结肠镜检查的普及，青年人大肠癌的早期诊断将不再是一个"梦想"。

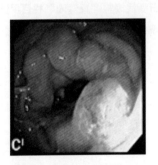

图39　结肠癌的内镜表现

广大的医务工作者应该提高警惕，不以年龄作为一种疾病的判断基准，要重视患者的主诉和各种必要的检查。只要脑子里有这么一根弦，就一定能做到早期诊断、早期治疗，提高青年人大肠癌的生存质量（图40）。

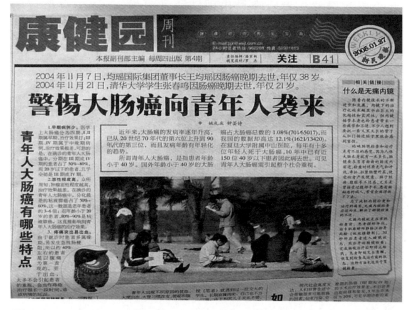

图40　2005年1月27日新民晚报"康健园"栏目用整版刊登了姚礼庆教授的
　　　文章"警惕大肠癌向青年人袭来"，在社会上引起的极大的反响

专家点评：许剑民教授关于大肠癌治疗的几个新观点

像其他恶性肿瘤一样，在无法进行内镜下切除或者内镜下切除不完全的情况下，大肠癌的首选治疗方案还是手术治疗，但患者术前需要解决以下的疑问。

1. 术前贫血很严重，可以手术吗？

结直肠癌术前多表现为便血，而盲升结肠癌由于不易被发现、病程较长，术前贫血均较严重，很多患者担心无法耐受手术。其实，贫血只有手术切除肿瘤后才会真正恢复，术前输血只会增加肿瘤转移的概率，而且收效甚微。少数患者因为严重贫血，影响手术，术前可以适当输血以确保手术中的安全性。

2. 术前发现伴有肝转移，手术有意义吗？

肝转移，对于患者来说已属晚期，手术切除原发灶的意义到底有多大呢？在所有癌症出现的肝转移中，结直肠癌肝转移的治疗效果是最好的。首先，约有10%的患者有同时手术切除转移灶的可能，这些患者可获得与无肝转移患者类似的治疗效果；其次，由于化疗药物（奥沙利铂）对于结直肠癌肝转移的疗效很好，约有25%肝转移患者经过化疗后可获得第二次手术切除原发灶和长期生存的疗效。因此，结直肠癌肝转移的患者首选手术治疗，当然专业医院的专业医生指导也是非常重要的。

3. 为什么医生会让我在术前进行介入治疗？

结直肠癌术后约有25%患者可出现肝转移，而手术前的介入治疗可降低肝转移的发生率50%；再者手术前的介入治疗，又称局部化疗，是通过微创技术将导管插入肿瘤局部供应血管和肝动脉并注入化疗药物，不良反应小，肿瘤局部的化疗药物浓度高、疗效好。因此，对于结直肠癌患者，尤其是肿瘤较大的患者，术前选用介入治疗可获得事倍功半的效果。

4. 介入术后需要好好休养后再手术吗？

科学研究指出，介入术后7~10天肿瘤局部坏死最为明显，时间太短，药物的作用还没完全发挥；时间间隔太长，残余的肿瘤细胞会再次进入新的快速增长期。因此，介入术后

7~10天是手术治疗的黄金时期，真正的休养需要等到肿瘤切除以后，否则身体养好了，肿瘤也快速增长了，得不偿失。

5. 对于各种原因无法手术的患者，肠道支架是一个很好的选择吗？

结直肠癌患者多为老年患者，合并症较多，如严重的心肺功能异常等。对于这类患者，因肿瘤较大，易发生完全堵塞，影响大便排出，可选择结肠内金属支架置入术，解除肠梗阻，有利排便，提高患者的生活质量。复旦大学附属中山医院是国内开展肠道金属支架时间最早、例数最多的单位，治疗经验丰富，很多外院转来的无法手术的结直肠癌患者在我院均获得了及时的治疗，从而改善了患者的生活质量。

6. 合并急性肠梗阻的患者，需要腹壁结肠造瘘吗？

急性肠梗阻，即突然无法"排便和放屁"，患者伴有腹痛、发热等症状，在急性肠梗阻的患者中约有70%是由结直肠癌引起的，传统的治疗方法是做腹壁结肠造瘘，"大便从肚子上排出"，使患者很痛苦，生活质量严重受到影响。复旦大学附属中山医院在国内率先开展急性肠梗阻的肠梗阻导管引流术（图41），是通过内镜技术，将减压导管置入梗阻近段，起到冲洗、引流的目的，解除梗阻，为一期根治性切除结直肠肿瘤创造条件。也是目前国内开展此项治疗最多的单位，使患者可Ⅰ期手术吻合结肠，避免腹壁结肠造瘘之苦。

当然有些患者对肛门口放置减压管会感到不适，因此对于距肛门10cm以上肿瘤引起的肠梗阻也可以放置金属支架，待肠梗阻缓解10天后再行手术也是很好的方法。

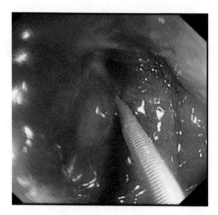

图41　急性肠梗阻的肠梗阻导管引流术

二十二、复旦大学附属中山医院内镜中心简介

复旦大学附属中山医院的内镜事业始于20世纪60年代，时任内科教研室副主任李宗明教授用德国产半曲式胃镜进行了国内第1例胃镜检查。到1992年，在现任主任姚礼庆教授的努力下内镜中心正式成立，并成立了独立的专科，2008年成立复旦大学附属中山医院内镜诊疗研究所。发展至今已成为上海市设施最先进、年内镜诊疗人数最多、开展内镜诊疗种类最全的医疗单位之一（图42）。自2004年搬迁入新的门急诊大楼以来，诊疗人数出现了飞速发展，2004年年内镜诊疗人数仅为1.8万人次，2012年已发展至8.1万人次，年递增率高达25%，是目前国内年诊疗人数最多的医疗单位。其中年肠镜检查数超过3万人次，是国内唯一年肠镜诊疗人数超过3万人次的医疗单位。

内镜中心的发展不仅在数量上走在了全国的前列，在诊疗项目和诊疗质量上也处于国内领先的地位。诊疗项目如下。

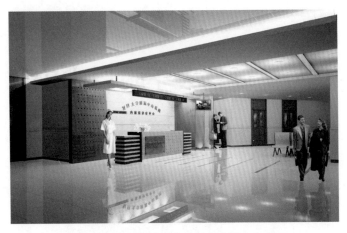

图42　复旦大学附属中山医院内镜中心大厅

1. 经内镜下括约肌切开术

2009年起开展经口内镜下括约肌切开术（POEM）治疗贲门失弛缓症获成功的经验，得到同行的高度评价。至今已完成1 000余例，效果良好（图43）。

2. 内镜黏膜下剥离术

从2006年7月起开展消化道内镜黏膜下剥离术（ESD）工作，至今已完成6 000余例，积累了一定经验，同时发表内镜黏膜下剥离术论著80余篇，出版专著3部。是国内完成内镜黏膜下剥离术手术量最多、经验最丰富的医院，在国际上享有一定声誉。多次在国际大会上进行交流。2010年获上海市医学科技奖一等奖。

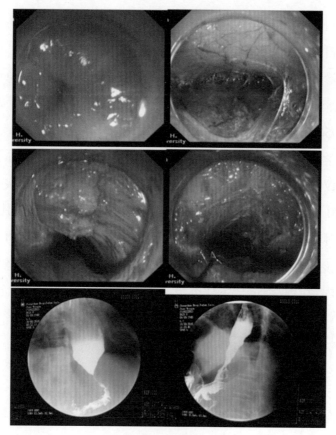

图43　经内镜下括约肌切开术

3. 急性结直肠梗阻的内镜下引流术

　　自1998年在国内采用支架完成第1例肠梗阻，2002年大规模开展肠梗阻放置支架以来，年诊疗急性结直肠梗阻150余例次，避免了急诊手术造瘘给患者造成的痛苦。先后在国内外学术会议上多次交流，取得了很好的社会效益。

4.急性化脓性梗阻性胆管炎的内镜引流术

自1975年开展经内镜逆行胰胆管造影术工作以来,该检查年诊疗人数不断增加,2011年达1 400余人次,其中急诊达300余人次,围手术期死亡率低于1%,显著优于传统手术的30%~50%,处于国内领先地位。

学科建设和科学研究上也不断精益求精,先后举办了国际会议10次(平均每届600余人参加)、全国会议10余次(每次400~500人参加)和30届国家级继续教育学习班(其中2届国际内镜英文学习班)。2010年姚礼庆教授当选为上海市消化内镜学会主任委员,2011年当选为中国医师协会内镜分会消化内镜专业委员会主任委员。

诊疗环境介绍

1. 大厅

包括预约中心、候诊区和麻醉苏醒室等(图44)。

2. 内镜中心

目前占地面积1 700m^2,是国内最大的内镜中心之一,包括5间胃镜室、5间肠镜室、2间VIP内镜检查室、2间超声内镜室、2间放射治疗室(供ERCP、放置支架和支气管)(图45),80m^{2}的内镜清洗和消毒间(图46),90m^{2}的示教室供学员学习和看内镜演示(图47)。

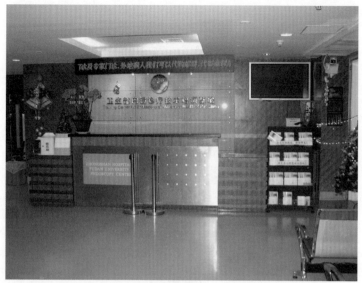

A. 大厅

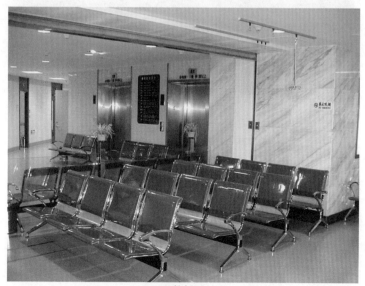

B. 等候区

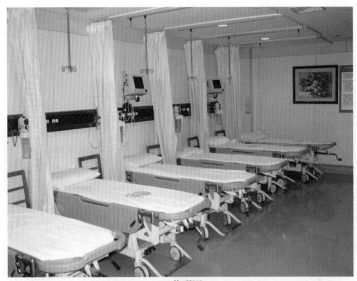

C. 苏醒区

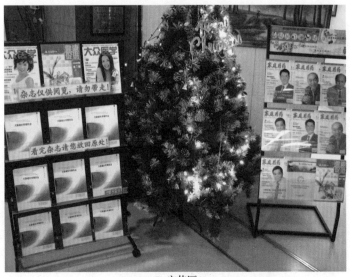

D. 宣传区

图44 诊疗大厅

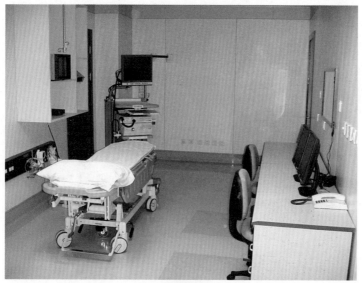

A. 胃肠镜室

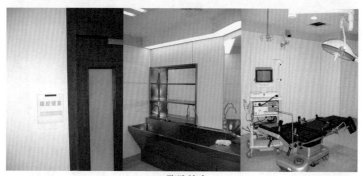

B. 腹腔镜室

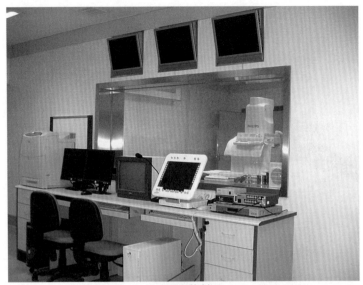

C. ERCP 控制区

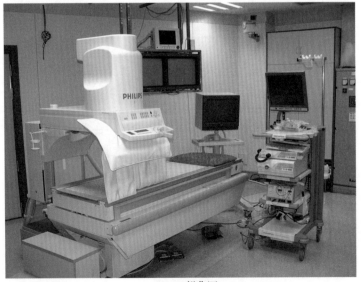

D. ERCP 操作区

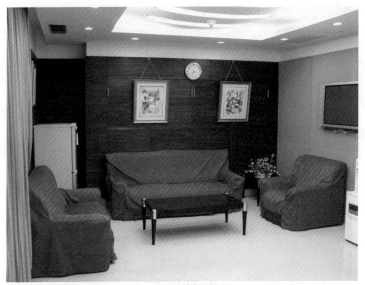

E. VIP 等候区

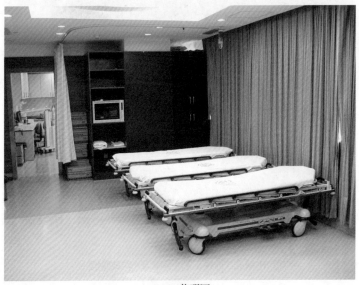

F. VIP 苏醒区

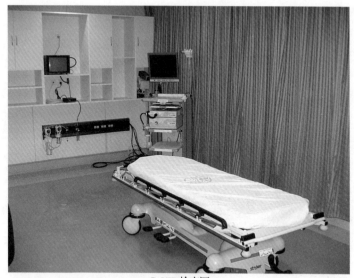

G. VIP 检查区

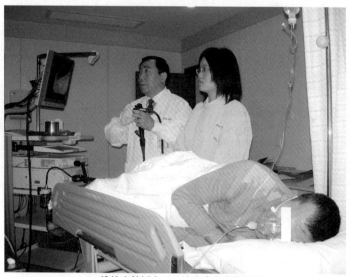

H. 姚礼庆教授在 VIP 诊室为外宾做肠镜

图45　内镜中心

3. 专业的内镜清洗和消毒（图46）

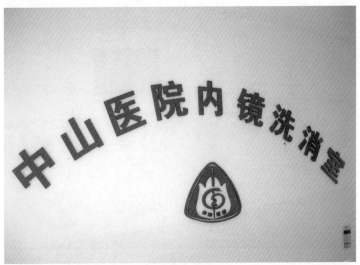

A.清洗室外观

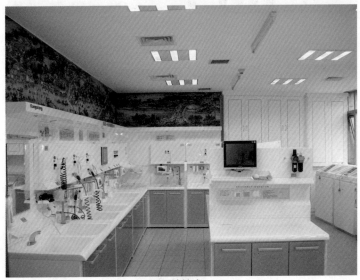

B.清洗室

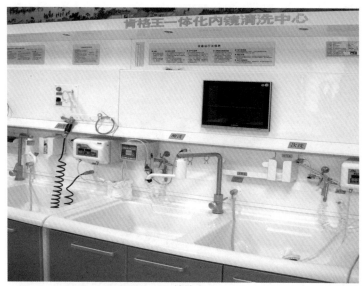

C. 清洗台

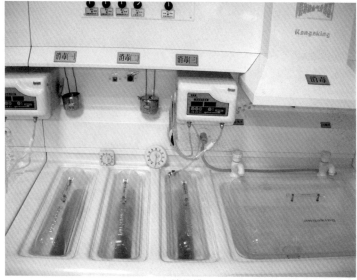

D. 清洗槽

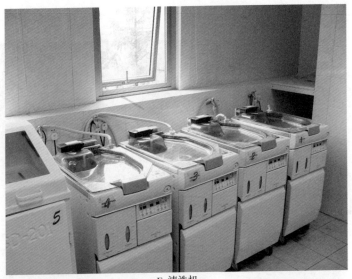

E. 清洗机

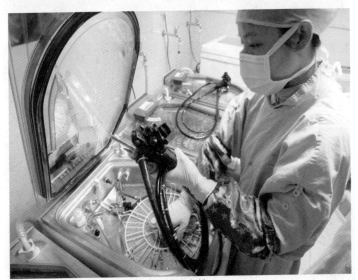

F. 清洗人员

图46 专业的内镜清洗和消毒

4. 一流的教学设施（图47）

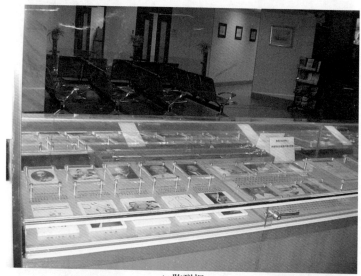

A. 陈列柜

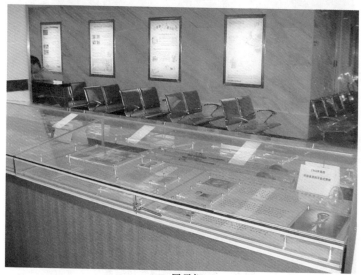

B. 展示柜

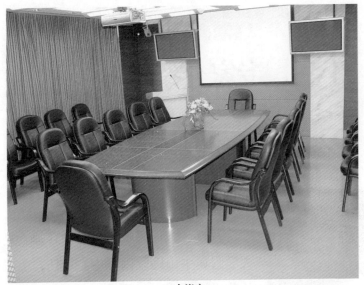

C. 会议室

图47　一流的教学设施

二十三、专家介绍

姚礼庆

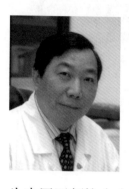

　　教授、主任医师、博士生导师。复旦大学附属中山医院内镜中心主任，上海市消化内镜诊疗工程技术研究中心主任，复旦大学内镜诊疗研究所所长，中国医师协会内镜医师分会副主任委员，2011年当选为中国医师协会内镜分会消化内镜专业委员会主任委员。中华医学会消化内镜学会委员、外科学组主任委员，上海市消化内镜学会主任委员，上海市胃食管静脉曲张研究会前主任委员，中华医学会全国医疗事故鉴定委员会委员，上海市医疗事故鉴定委员会委员，《中华胃肠外科杂志》、《中华消化内镜杂志》、《中国实用外科杂志》等医学杂志编委。发表论文200余篇，其中SCI收录30多篇主编论著11部，参编论著20余部。国内最早开展吻合器治疗重度痔疮（PPH术）的专家。从事普外科和内镜工作30余年，经验丰富，擅长胃食管静脉曲张的内镜治疗、消化道狭窄的内镜下扩张和内支架治疗、内镜逆行胰胆管造影（ERCP）取石术、消化道息肉的内镜治疗、结直肠癌的外科手术和黏膜环形切除钉合术（PPH）等。

专家门诊时间：周二下午，门诊14楼高级专家会诊中心。

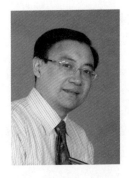

周平红

教授，博士生导师，普外科主任医师，中山医院内镜中心副主任，中国医师协会内镜分会理事，上海市中西医结合学会消化内镜学分会副主任委员，上海市消化内镜学会委员兼秘书，上海市消化内镜学会内镜黏膜下剥离术学组组长，卫生部消化内镜培训基地评审专家。《中华消化内镜杂志》《中华胃肠外科杂志》等杂志编委，*GIE*、*JGH* 等杂志审稿专家。

在国内率先开展下消化道疾病的EUS诊断，以及消化道早癌和黏膜下肿瘤的EMR、ESD治疗等工作，首创内镜黏膜下挖除术（ESE）和消化道全层切除术（EFR）治疗黏膜下肿瘤新技术。2010年在国内率先开展经口内镜下肌切开术（POEM）治疗贲门失弛缓症，至今已完成500余例，取得良好的效果。

主编专著5部，参编专著15部，发表论文近100篇。承担上海科委课题3项，国际合作项目2项。

2007年作为访问学者赴美国Cornell University和Medical University of South Carolina交流学习。多次应邀出席国内外学术大会，并作大会演讲和操作演示。

获中国科学院明治乳业生命科学奖，"恩德思"国际内镜奖，上海市优秀发明选拔赛二等奖。"内镜黏膜下剥离和挖除术治疗胃肠道早癌和黏膜下肿瘤"获2010年上海市医学科技进步一等奖。

专家门诊时间：周二上午门诊14楼高级专家会诊中心。

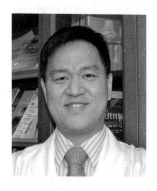

钟芸诗

医学博士，复旦大学附属中山医院普外科、内镜中心教授。上海市卫生系统百名优秀青年人才、上海市科委启明星计划资助人才。中华肿瘤学会青年委员会副主任委员、中国抗癌协会大肠癌专业委员会青年委员、中国抗癌协会癌转移专业委员会青年委员、上海市消化内镜学会青年委员、上海市消化内镜学会大肠镜学组副组长，复旦大学内镜诊疗研究所成员，复旦大学大肠癌诊治中心成员。《中华胃肠外科杂志》、《中国现代医学杂志》、《中华结直肠疾病杂志（电子版）》、《中华临床医师杂志》和《中国癌症杂志》编委。2009年赴香港进修腹腔镜和内镜联合治疗技术，2010年赴台湾进修结直肠癌的腹腔镜手术治疗，在国内最早开展急性结直肠梗阻的内镜引流术、腹腔镜和内镜联合治疗消化道肿瘤，年完成内镜黏膜下剥离术治疗消化道早期癌和黏膜下肿瘤500余例、ERCP 400余例，贲门失弛缓症的经口内镜肌切开术（POEM）50例、腹腔镜手术100余例，发表SCI论文10篇（IF>20分），核心期刊论文40余篇，主编著作3部，参编著作6部。先后获教育部和上海市科技进步一等奖、上海市医学科技一等奖，中华中医药学会科学技术二等奖等。承担国家自然科学基金、上海市科委和上海市卫生局基金5项，经费100万元。

专家门诊时间：周四下午，中山医院门诊8楼。

专家点评：钟芸诗教授对读者的问答

1. 一直想去中山医院做胃肠镜检查，但又怕人太多要排队，请问可以预约吗？

   答：我们医院胃肠镜检查的数量多，但进行内镜检查的设备和医护人员数量同样多，并且采用了较为科学的管理方法，一般当天预约，较快就可以安排检查，对于平时上班的人群，周六上午也可以检查。预约后会告知前来的时间段，一般按时到达后不需要等待太长时间。

2. 中山医院内镜中心一年做那么多肠镜，怎么保证镜子的卫生和消毒呢？

   答：我们有专门的清洗消毒室及专业的清洗消毒设备和人员，对每天参与工作的所有镜子进行及时的清洗和消毒，清洗消毒过程严格按照国家相关规定流程，保质保量。并且对是否为乙肝携带者进行分类，乙肝病毒阳性、阴性患者的镜子分开消毒，避免交叉传染。

3. 请问无痛内镜检查到底是否必要？麻醉是否会对身体造成伤害？

答：内镜进入体内进行检查的过程，对于大部分人来说都是一个不太舒适的过程，所以建议大家如果经济条件允许，还是选择无痛内镜检查，这是一个完全没有痛苦的过程，并且我们使用的是安全的静脉麻醉，不会对身体造成任何影响，检查结束患者可以马上清醒，休息10~15分钟即可回家，但4小时内不易开车和从事高空作业等工作。

4. 我想到中山医院做内镜手术治疗胃和肠的息肉，请问一般要住院吗？还是可以当天就回去呢？

答：如果是小的息肉，我们可以在门诊进行内镜下切除治疗，治疗结束后可以直接回家，但不论息肉大小，做内镜治疗都是有一定的风险。如果发生出血、肠穿孔等并发症，可能需要到病房进一步治疗。但较大的息肉治疗风险较高，需要住到医院里进行内镜手术，术后观察1~2天后再回家。

5. 听说中山医院的内镜黏膜下切除术水平很高，不用开刀就可以把肿瘤切掉，那效果到底是开刀好还是做内镜手术好呢？

答：我们医院的内镜黏膜下剥离术水平确实在国内是比较领先的，但也不是所有的肿瘤都可以切掉，其主要针对消化道良性肿瘤及一部分黏膜层表面的早期癌症，具体要到我院就诊让专业的内镜医生诊断之后，才能决定是否可以用内镜黏膜下剥离术。对于可以做该手术切除的肿瘤，其效果和开放手术是没有区别的。由于避免了"打开肚子"的痛苦，术后身体恢复快很多。

6. 我父亲患有脑梗死，吞咽困难，数月不能进食，靠胃管鼻饲，听说你们医院能用胃镜下造口的方法解决进食问题，请介绍一下好吗？

答：我院可以通过胃镜下造瘘的方法，将饲管从腹壁直接穿入胃内，解决患者的进食问题。这种方法与鼻饲管相比，患者痛苦小，饲管不易堵塞，注射食物比较容易。但必须注意的是，晚期食道癌等上消化道梗阻的患者并不能做这种手术，具体可以来我院专家门诊咨询。

附录　姚礼庆教授相关报道

创新成就精彩人生

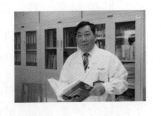

此时此刻，我站在这个演讲台上，内心有很多感触。33年前，我从一名外科医生转行做内镜，从来没有想到，有一天我会以这种方式来回望我的内镜人生。我要向复旦大学附属中山医院表达我最诚挚的感谢，因为是医院给了我不一样的人生。我还要向上海这座城市表达我真切的感谢，因为这里给了每一个有梦想的人圆梦的舞台。

每个医学生都怀抱着救死扶伤的梦想，憧憬着站在无影灯手术台旁为病人做手术，所以，我当初选择当一名外科医生。1982年，我的老师问我，"愿意去做肠镜吗？"那时当外科医生开刀救人，是很多人眼中通向成功的"高速公路"，内镜在人眼中只是一个辅助检查科室，而且做肠镜既累且脏，发展前途未卜，去那里创业，就像是走"羊肠小道"。

回首这33年来我所走过的这条"羊肠小道"，让我欣慰的是，尽管它比一般的道路更崎岖颠簸，但它同样通向成功。

也可以说，通往成功的路有千万条，而前行的方法只有一种，那就是只争朝夕、勇立潮头、百折不挠的精气神。

记得刚成立时的内镜中心，没教授，没课题，没名气，外科肠镜只有我1名医生；胃肠镜合并后，两位消化科医生加入进来：3名医生和3名护士、1台仪器。每天下午三点半以后才能吃中饭，下班后，还要整理资料、拖地板、打扫卫生等。当然，创业的艰辛远不止这些。做肠镜时，由于大肠弯弯曲曲或有病变，一不小心就会穿孔，造成医疗纠纷。

回想起来，我好几次差点打退堂鼓，但转念一想，既然接手了这份工作，决不能当逃兵！

如今，随着病人增多，内镜中心每天人山人海，导医台护士平均每30秒就要接诊一位病人，每天20台机器同时开动，平均每分钟就完成一例内镜检查。

为了减少病人的排队时间，我们推出了每天提前一小时上班的制度。无论每天任务有多重，每天下班都要再加做30个病人。

有一天有一位女孩吞了4把剃须刀片，家属跑了7家医院，都因医生下班或无技术而无法救治。绝望中他们来到中山医院。我正要下班，马上换衣服进了手术室。抢救成功后，我开始想一个问题：每一个夜晚，该有多少亲人因为找不到医生而绝望。

所以，我就在上海第一个开通内镜抢救"24小时"绿色通道制度。到目前为主，我们中山医院也是全市唯一一家实行这个制度的医院。对消化道出血、急性化脓性胆管炎、食管异物和肠梗阻病人，抢救不分昼夜和节假日。就这样，我们内镜中心每天都是在城市苏醒前开始工作，在深沉的黑夜中坚守住岗位。

正是靠着这份只争朝夕、百折不挠的精神，我们每年内镜诊疗的数量始终在全国保持第一位，今年将达到10万例。

内镜治疗也是一门学科，要想引领整个行业，就不能单纯的"守"，还要能"破"。所谓"破"，就是要站在科学技术发展的潮头，勇敢地打破一切束缚人观念的陈旧规则。

譬如对于大肠癌肠梗阻病人，过去的做法是先做个人造肛门，等排泄物彻底排清数月后，再把肛门回纳到肠道原来的位置，以恢复肠道的连续性。直到有一天，一个老病人对我说，"生了这样的病里外不是人，倒还不如死了爽气。"原来，这名病人自从做了人造肛门，人整天都是臭烘烘的，老伴让他拿着被子去阳台上睡，四岁的孙子不让他抱。

我听了以后心里很不是滋味，要让病人有尊严地活下去，这个念头成了我第一次尝试创新的强大动力。查阅了国内外资料后，我有了先采用肠镜植入支架治疗肠梗阻，将排泄物排清再手术切除病灶的想法。1999年冬天，一名身患晚期肠癌并发肠梗阻的病人来就诊，当时她的肚子胀得像皮球，没有一家医院

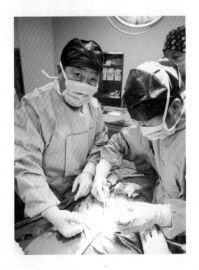

肯接收她，我通过肠镜把一根金属支架植入她的体内，这是国际上首次。我清晰地记得，支架植入病人肠道的那一瞬间，粪水喷到了我的脸上、我的头上，臭气熏天，但我却很兴奋！从此以后，肠梗阻病人再也不用做人造肛门了。

我们用的电子内镜几乎都是洋品牌，技术上被日本垄断着，价格昂贵，每年国家要投入大量外汇。什么时候中国人能用上自主研发的国产内镜？我们整整用了3年的时间，与上海奥华公司合作研制出了电子内镜。经过多次临床使用改进，我们请了一批专家，让他们在操作演练室内对着8张清晰的图像来辨别，哪个是进口的，哪个是国产的，结果几乎所有的专家都答错了。

现在，氧气面罩、辅助影像放置车、内镜刀等等，都是我们内镜中心自己的专利产品，价格起码要低1/3。

科技创新，人才梯队的培养事关国家创新大计。哪里有新技术，就把年轻医生送到哪里进修。2006年，中国共选11名医生去日本学习内镜下黏膜剥离术（ESD）治疗早癌。我对出国进修的医生们说，你们回来要做到三个"第一"：在国内第一个开展内镜治疗早癌；撰写第一篇有关内镜治疗早癌的文章；引领中国召开第一届内镜治疗早癌国际会议。这些要求听起来有些"苛刻"，但是我觉得，要追求卓越，就必须对自己苛刻要求。事实证明。正是这三个"第一"的要求，为日后中山医院的内镜技术走向世界奠定了基础。

我记得，周平红教授是第一个被邀请参加德国国际消化内镜大会做内镜治疗的中国人。当时，日本教授先登台演示，人气很旺。等看到周医生这张陌生的中国面孔后，会场上就有人离场休息，掌声也稀稀拉拉。手术关键是医生要在食管夹层中打开一条隧道，切断肌肉，难度系数很高。5分钟后，周医生以最快速度打开食管夹层隧道，寂静的台下忽然掌声响起。紧接着，周医生麻利地切开肌肉，活动性出血也用最快的速度止住，台下再度响起掌声。最后，当其他专家还在埋头手术时，他已经大功告成。大会主席问他，"您的团队为多少名病人开展过内镜下治疗贲门失弛缓症（POEM）术？"周平红教授回答说，"1500人！"大会主席惊讶地说，"占世界的1/2，太了不起了！"这时候全场第5次掌声响起。

我的心情就像是披着五星红旗站在奥运会领奖台上的中国健儿。于是，我马上拿出手机打给秦新裕书记，我对他说："我们中国医生，终于在世界舞台上站起来了！"我流泪了……记得在一次印度国际内镜治疗大会上，有专家问："Are you Japanese？""No, I'm Chinese. I'm from Shanghai"。

周平红教授在国际上首次实现了在消化道黏膜下用内镜切除肿瘤，打破了过去内镜只能切除表层肿瘤的局限。现已担任内镜中心主任，继续为中国的治疗事业走进世界努力着。徐美东教授首创在人体食管黏膜下打通"隧道"开展肿瘤切除。一些国外内镜学的权威看了手术后非常震惊，称这是"世界上最小的隧道"。这两项新技术是"改变世界的手术"，最后就用我们两位医生的名字命名了这两项新技术——周氏手术、徐氏手术。

还有我们钟芸诗教授，在国际上第一个作开展双镜联合治疗消化道肿瘤的大会报告，被世界内镜外科医师年会命名为"钟氏手术"。

至今，我们已举办各种内镜学习班共65届，其中有8届是国际学习班，为中国和世界培养了3 000余医生，其中包括很多发达国家的内镜医生，就连大名鼎鼎的美国梅奥医学中心、杜克大学、耶鲁大学也专程派人来进修学习。现在来自30多个国家的120多位内镜专家在我院学习工作的照片挂满了内镜中心墙壁。

我们先后主编的全英文著作被各国当作教材。我们的"中山标准"已经成为世界内镜学的"金标准"。

为了更好地服务患者，增进国际交流，我们也将紧紧把握"互联网+"新概念、新领域，争取把"中山标准""中山技术"在更大的平台上进行推广，让更多的医生和病人受益。目前，我们已经做了一些尝试，譬如我为新疆新源县人民医院进行了一次远程胃镜手术，非常成功。

周平红教授利用谷歌眼镜完成"贲门失弛缓症切开术"的现场直播，国内20多个分会场同步实时转播，上百名医生坐在自己的办公室里观摩手术。我们觉得，用互联网+的思维，将在医学科学领域更加大有可为。

各位领导、同志们，我们有幸生活在这个最好的时代，作为医学战线的一员，我们一定要抓住万众创新的时代主题，为创造中国医学的下一个辉煌，为了广大病人的福祉，为上海科创中心建设，奉献我们所有的力量。

（本文摘自复旦大学中山医院官网2015-05-22）

姚礼庆教授在复旦大学2015届研究生毕业典礼上的发言

科技创新，成就梦想，走上世界

各位领导、老师、同学们：

大家好！我是中山医院内镜中心主任姚礼庆。

很荣幸我能站在这个演讲台上，共同庆祝你们人生中的这一重要时刻。恭喜你们，圆满完成了研究生学业。你们的母校很伟大，肩负着国家的使命，为社会输送了这么多的优秀人才。今天，我想给大家分享一点我的人生经历，希望能给你们未来的工作生活一点启示。

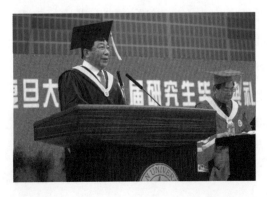

33年前，我从一名外科医生转行做内镜，我的老师王承培教授问我，"愿意去做肠镜吗？"那时当外科医生开刀救人，是很多人眼中通向

成功的"高速公路",做外科医生容易出名,内镜在人眼中只是一个辅助检查科室,去那里创业,就像是走"羊肠小道"。回首这33年来我所走过的这条"羊肠小道",让我欣慰的是,尽管它比一般的道路更崎岖颠簸,但它同样通向成功。

20多年前,内镜中心是"无教授,无设备,无论文,无课题,无研究生……"的"十无"科室。而现在多项"全球领先"技术得到公认,吸引国际著名的梅奥医学中心、杜克大学医学中心等的教授们进修学习,这一颠覆性的历史变化,源于我们这个团队20多年的刻苦钻研和持续创新。

当年,外科肠镜只有我1名医生;胃肠镜合并后,两位消化科医生加入进来:3名医生和3名护士、1台仪器。每天要工作下午三点半以后才能吃上中饭,结束后,还要整理资料、拖地板、打扫卫生等。当然,创业的艰辛远不止这些。做肠镜时,由于大肠弯弯曲曲或有病变,一不小心就会穿孔,造成医疗纠纷。回想起来,我好几次差点打了退堂鼓,但转念一想,既然接手了这份工作,我决不能当逃兵!如今,随着病人增多,内镜中心每天人山人海,导医台护士平均每30秒就要接诊一位病人,每天20台内镜机器同时开动,平均每分钟就完成一例内镜检查。为了减少病人的排队时间,我们推出了每天提前一小时上班的制度。无论每天任务有多重,每天下班前都要再加做30个病人。

一滴滴水才能汇成河,一粒粒米才能结成箩,一例例内镜诊疗才能成千上万。靠着这份只争朝夕、百折不挠的精神,我们每年内镜诊疗的数量始终在全国保持第一位，今年将达到10万例。

内镜治疗其实也是一门学科，要想引领整个行业，就不能单纯的"守"，还要能"破"。所谓"破"，就是要站在科学技术发展的潮头，勇敢地打破一切束缚人观念的陈旧规则。

科技创新、人才梯队的培养事关国家创新大计。哪里有新技术，就把年轻医生送到哪里进修。2006年，中国共选11名医生去日本学习内镜下黏膜剥离术治疗早癌（ESD）。我对出国进修的医生说，你们回来要做到三个"第一"：在国内第一个开展内镜治疗早癌；撰写第一篇有关内镜治疗早癌的文章；引领中国召开第一届内镜治疗早癌国际会议。这些要求听起来有些"苛刻"，但是我觉得，要追求卓越，就必须对自己苛刻要求。事实证明，正是这三个"第一"的要求，为日后中国的内镜技术走向世界奠定了基础。

我记得，周平红教授是第一个被邀请参加德国国际消化内镜大会做内镜治疗的中国人。当时，日本教授先登台演示，人气很旺。等看到周医生这张陌生的中国面孔后，会场上就有人离场休息，掌声也稀稀拉拉。手术关键是医生要在食管夹层中打开一条隧道，切断肌肉，难度系数很高。5分钟后，周医生以最快速度打开食管夹层隧道，寂静的会场忽然掌声响起。紧接着，周医生麻利地切开肌肉，活动性出血也用最快的速度止住，会场再度响起掌声。最后，当其他专家还在埋头手术时，他已经大功告成。

大会主席问他，"您的团队为多少名病人开展过内镜下治疗贲门失弛缓症（POEM）手术？"周平红教授回答说，"1 500人！"大会主席惊讶地说，"占世界的1/2，太了不起了！"这时候全场第5次响起掌声。当大会主席台上高高挂起五星红旗时，我流泪了……我马上拿出手机打给中山医院的党委书记，我对他说："我们中国医生，终于在世界舞台上站起来了！"记得在一次印度国际内镜治疗大会上，有专家问："Are you Japanese？""No, I'm Chinese. I'm from Shanghai."我是中国人，来自上海。现在我们内镜墙上挂着世界20多个国家，42位国外医生来我们进修学习的照片。

我们的誓言：

要有走在世界先进行列的勇气

要有培训教学和科学研究实力

要有吃苦耐劳、创第一的精神

要有做大、做强、敢闯的胆量

相信坚持做到这些，你们离成功就不远了。希望你们牢记母校教训，勇于承担国家责任，敢于创新突破，攀登事业高峰！愿你们将来能在平凡的岗位上，创造出不平凡的业绩，直到实现远大的理想。未来的你们一定成为复旦的光荣，祖国的骄傲。谢谢！

（本文摘自复旦研究生官网2015-07-03）